U0236665

中医脉诊点位新探
图文详解

王敬义 著

人民卫生出版社
·北京·

图书在版编目（CIP）数据

中医脉诊点位新探图文详解 / 王敬义著．—北京：人民卫生出版社，2020.11（2024.4重印）
ISBN 978-7-117-30782-6

I. ①中… II. ①王… III. ①脉诊 - 图解 IV. ①R241.2-64

中国版本图书馆 CIP 数据核字（2020）第 208704 号

中医脉诊点位新探图文详解
Zhongyi Maizhen Dianwei Xintan Tuwen Xiangjie

著　　者　王敬义
出版发行　人民卫生出版社（中继线 010-59780011）
地　　址　北京市朝阳区潘家园南里 19 号
邮　　编　100021
印　　刷　北京顶佳世纪印刷有限公司
经　　销　新华书店
开　　本　787 × 1092　1/16　　印张：14.5
字　　数　219 千字
版　　次　2020 年 11 月第 1 版
印　　次　2024 年 4 月第 3 次印刷
标准书号　ISBN 978-7-117-30782-6
定　　价　99.00 元

E - mail　pmph @ pmph.com
购书热线　010-59787592　010-59787584　010-65264830

打击盗版举报电话：010-59787491　E- mail：WQ @ pmph.com
质量问题联系电话：010-59787234　E- mail：zhiliang @ pmph.com

内容提要

本书详细介绍了著者王敬义教授在长期临床中总结发现的人体脏腑组织器官反映点在寸口桡动脉上部与位分布的基本规律：以藏象学说为理论指导，考察寸关尺三部以及每一部的NO.1 ~ NO.5由浅入深的五个层次，部与层的相交点可确定是某个脏腑组织器官的特定反映点。结合古贤28脉及著者新增9脉，可以明析病患性质。为了使读者能更好地理论学习掌握相交点和反映点，本书详尽地介绍了脉诊具体指法，如全切法、半位切脉法、垂直切脉法、桡侧切脉法、尺侧切脉法等，并附清晰彩图及著者操作视频。

作者简介

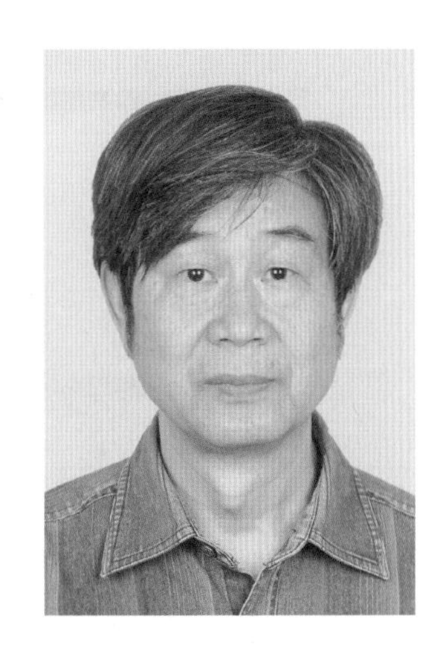

王敬义，男，汉族，成都体育学院运动医学系教授。1982年毕业于成都中医学院（现成都中医药大学）中医系，从事中西医结合临床、教学工作近40年。

主持整理《中国百年百名中医临床家丛书·廖蓂阶》（中国中医药出版社2004年版）；研究中医脉学长达30余年，2009年出版个人专著《脉论——二十年后方为医》（中医古籍出版社），首次提出了三部十五候的精细脉诊，阐述了人体组织器官在桡动脉寸口部位的自然定位。

临床擅长中医内科杂病及妇科、男科疾病诊疗，于恶性肿瘤之中医防治亦有深入研究。

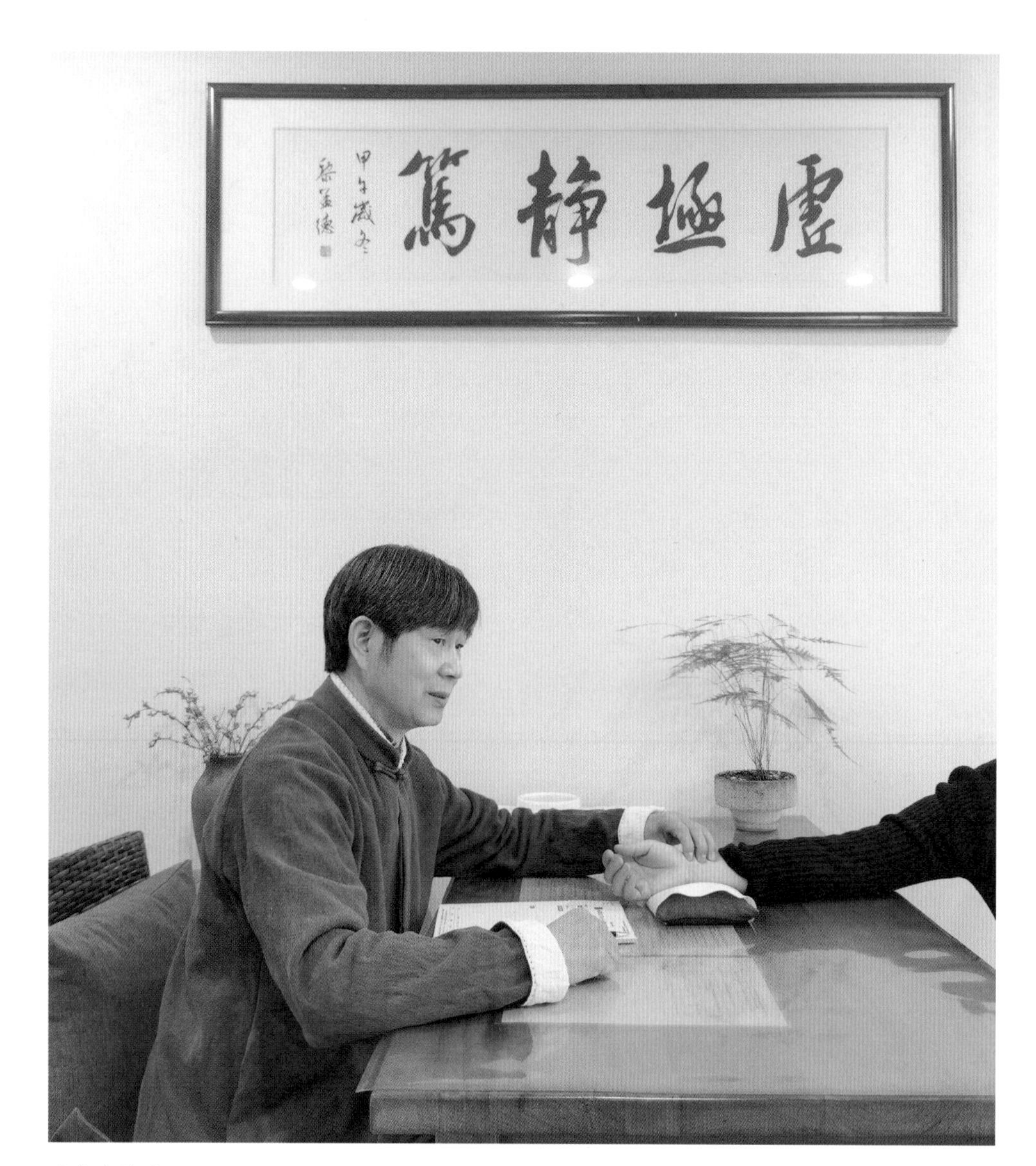

为患者诊病

文前视频
王敬文诊室

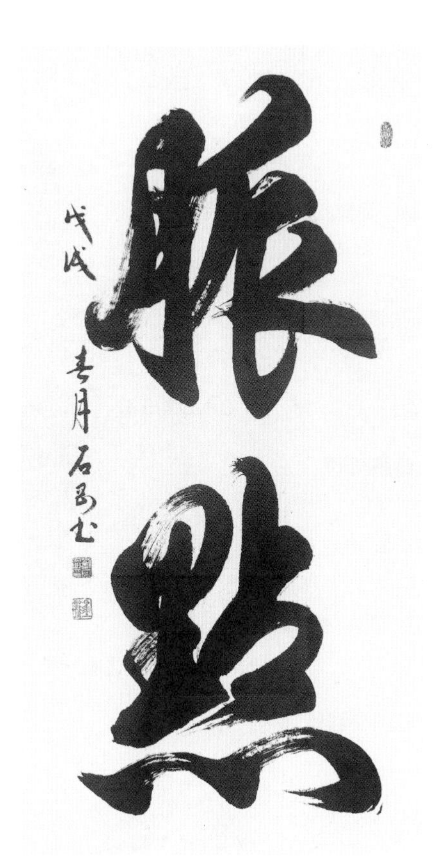

脉点

中原书龙第一人

墨龙斋主刘石刚先生书

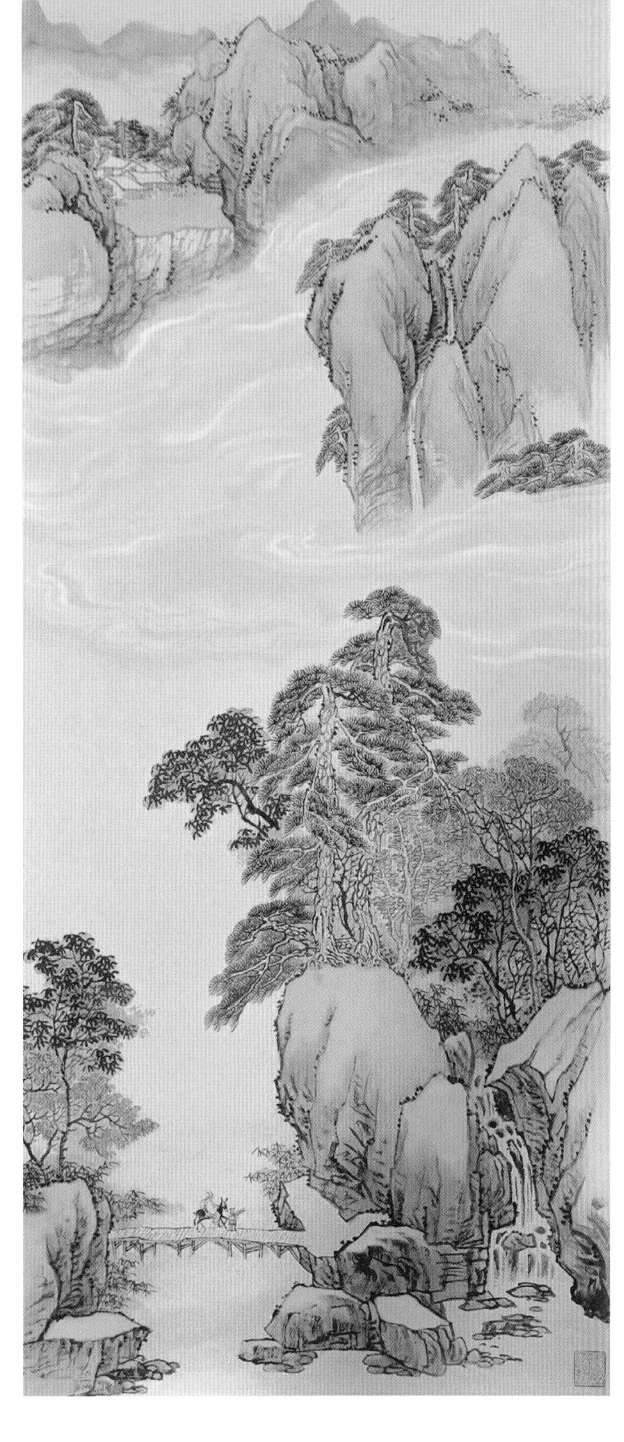

山居图

四川省著名国画家

玉林雪梅阁主卢志军老先生赠

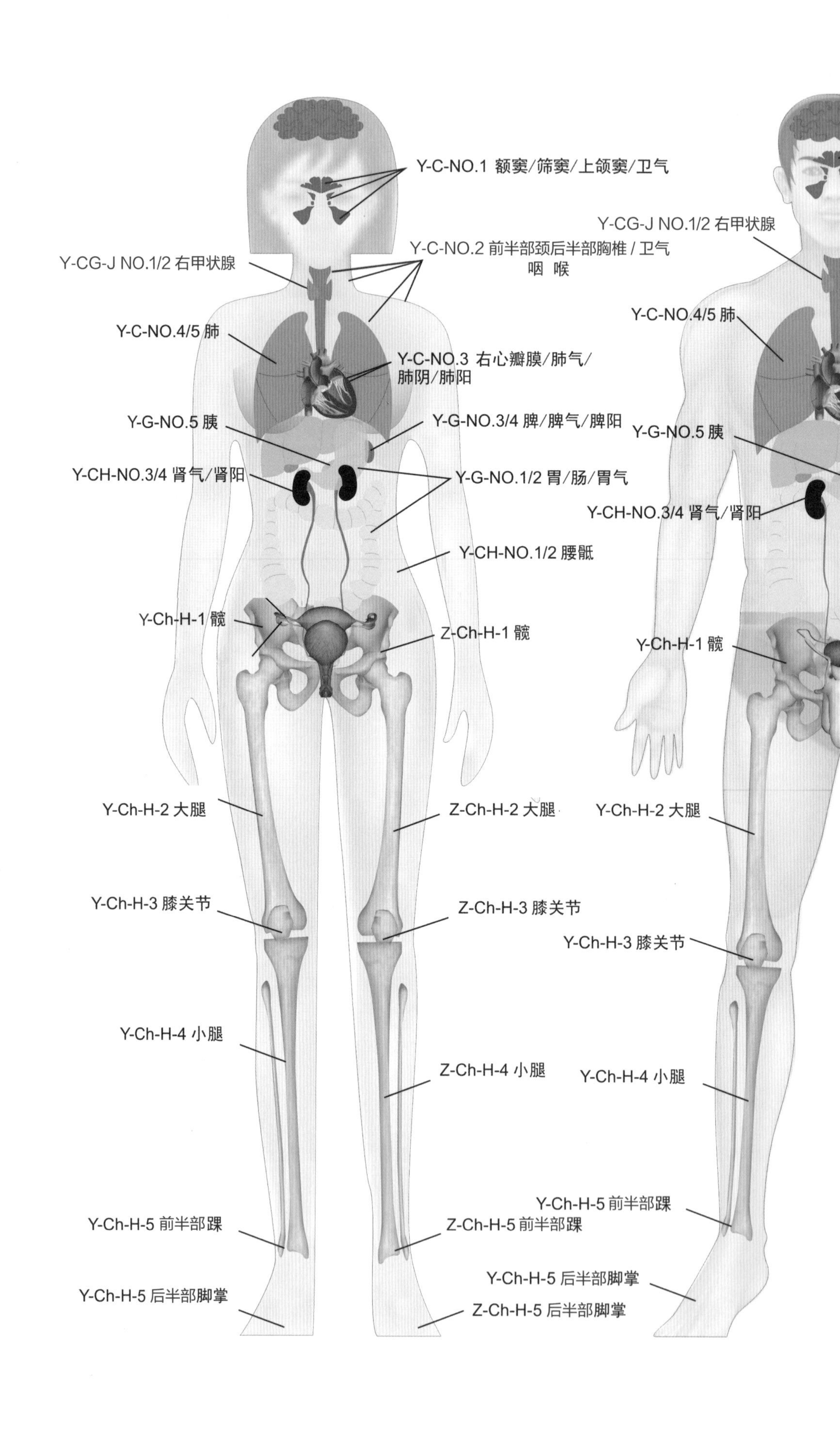
Y-C-NO.1 额窦/筛窦/上颌窦/卫气
Y-C-NO.2 前半部颈后半部胸椎 / 卫气
咽 喉
Y-CG-J NO.1/2 右甲状腺
Y-C-NO.4/5 肺
Y-C-NO.3 右心瓣膜/肺气/肺阴/肺阳
Y-G-NO.5 胰
Y-G-NO.3/4 脾/脾气/脾阳
Y-CH-NO.3/4 肾气/肾阳
Y-G-NO.1/2 胃/肠/胃气
Y-CH-NO.1/2 腰骶
Y-Ch-H-1 髋
Z-Ch-H-1 髋
Y-Ch-H-2 大腿
Z-Ch-H-2 大腿
Y-Ch-H-3 膝关节
Z-Ch-H-3 膝关节
Y-Ch-H-4 小腿
Z-Ch-H-4 小腿
Y-Ch-H-5 前半部踝
Z-Ch-H-5 前半部踝
Y-Ch-H-5 后半部脚掌
Z-Ch-H-5 后半部脚掌
Y-CG-J NO.1/2 右甲状腺
Y-C-NO.4/5 肺
Y-G-NO.5 胰
Y-CH-NO.3/4 肾气/肾阳
Y-Ch-H-1 髋
Y-Ch-H-2 大腿
Y-Ch-H-3 膝关节
Y-Ch-H-4 小腿
Y-Ch-H-5 前半部踝
Y-Ch-H-5 后半部脚掌

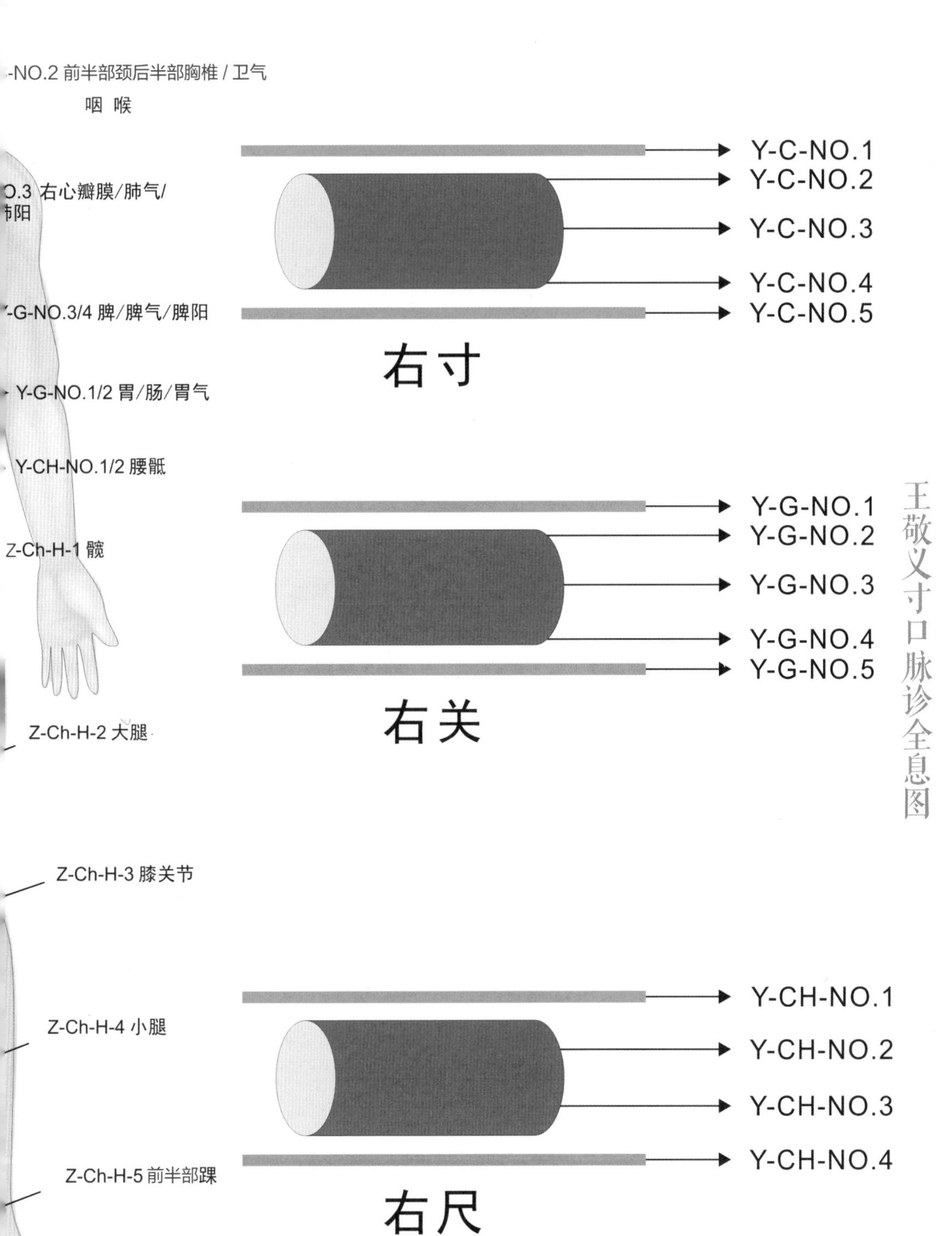
NO.1 额窦/筛窦/上颌窦/卫气
-NO.2 前半部颈后半部胸椎 / 卫气
咽 喉
O.3 右心瓣膜/肺气/
肺阳
-G-NO.3/4 脾/脾气/脾阳
Y-G-NO.1/2 胃/肠/胃气
Y-CH-NO.1/2 腰骶
Z-Ch-H-1 髋
Z-Ch-H-2 大腿
Z-Ch-H-3 膝关节
Z-Ch-H-4 小腿
Z-Ch-H-5 前半部踝
Z-Ch-H-5 后半部脚掌
Y-C-NO.1
Y-C-NO.2
Y-C-NO.3
Y-C-NO.4
Y-C-NO.5
右寸
Y-G-NO.1
Y-G-NO.2
Y-G-NO.3
Y-G-NO.4
Y-G-NO.5
右关
Y-CH-NO.1
Y-CH-NO.2
Y-CH-NO.3
Y-CH-NO.4
右尺

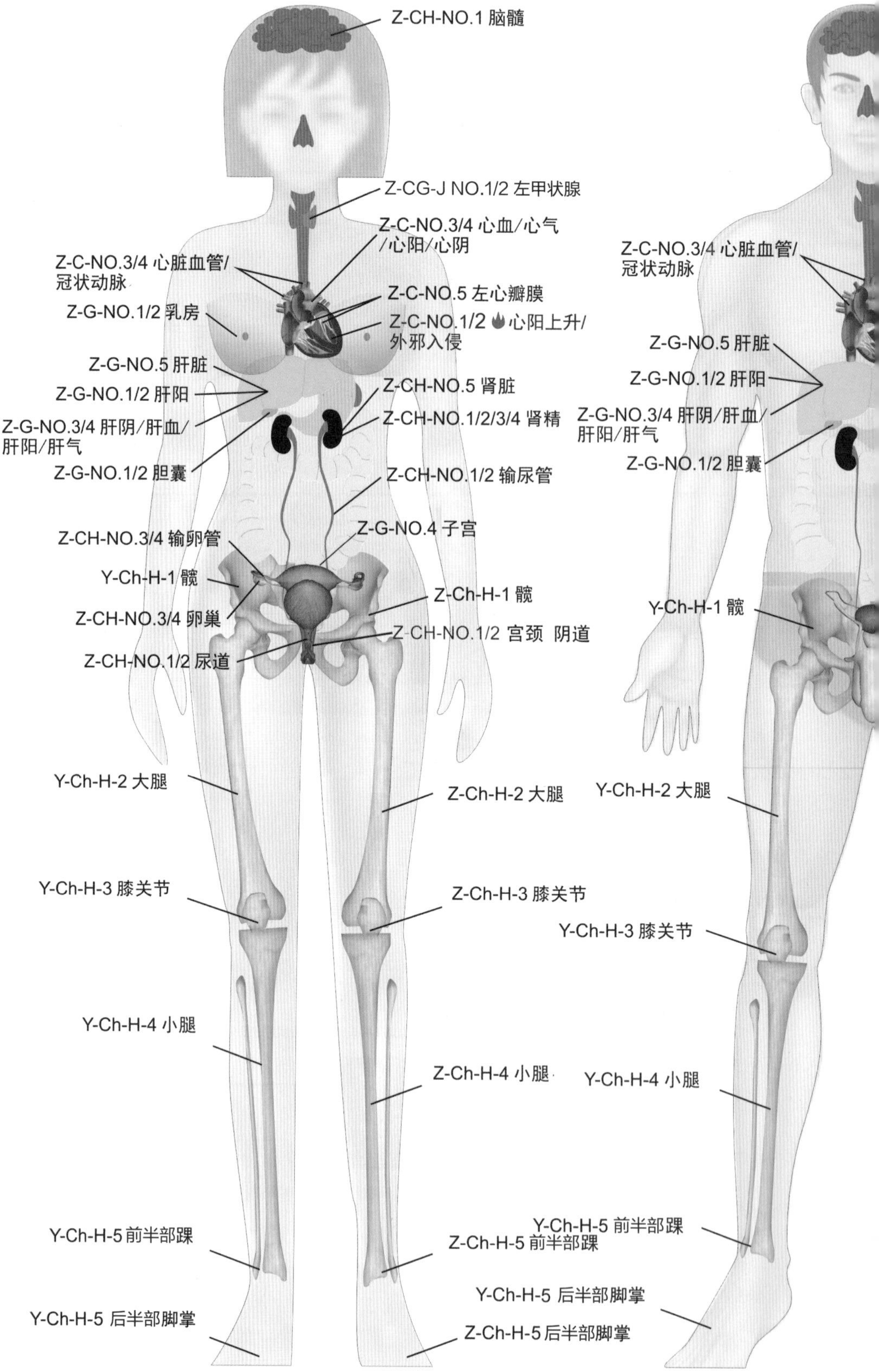

Z-CH-NO.1 脑髓

Z-CG-J NO.1/2 左甲状腺

Z-C-NO.3/4 心血/心气/心阳/心阴

Z-C-NO.3/4 心脏血管/冠状动脉

Z-C-NO.5 左心瓣膜

Z-G-NO.1/2 乳房

Z-C-NO.1/2 🔥心阳上升/外邪入侵

Z-G-NO.5 肝脏

Z-CH-NO.5 肾脏

Z-G-NO.1/2 肝阳

Z-CH-NO.1/2/3/4 肾精

Z-G-NO.3/4 肝阴/肝血/肝阳/肝气

Z-G-NO.1/2 胆囊

Z-CH-NO.1/2 输尿管

Z-G-NO.4 子宫

Z-CH-NO.3/4 输卵管

Y-Ch-H-1 髋

Z-Ch-H-1 髋

Z-CH-NO.3/4 卵巢

Z-CH-NO.1/2 宫颈 阴道

Z-CH-NO.1/2 尿道

Y-Ch-H-2 大腿

Z-Ch-H-2 大腿

Y-Ch-H-3 膝关节

Z-Ch-H-3 膝关节

Y-Ch-H-4 小腿

Z-Ch-H-4 小腿

Y-Ch-H-5 前半部踝

Z-Ch-H-5 前半部踝

Y-Ch-H-5 后半部脚掌

Z-Ch-H-5 后半部脚掌

Z-C-NO.3/4 心脏血管/冠状动脉

Z-G-NO.5 肝脏

Z-G-NO.1/2 肝阳

Z-G-NO.3/4 肝阴/肝血/肝阳/肝气

Z-G-NO.1/2 胆囊

Y-Ch-H-1 髋

Y-Ch-H-2 大腿

Y-Ch-H-3 膝关节

Y-Ch-H-4 小腿

Y-Ch-H-5 前半部踝

Y-Ch-H-5 后半部脚掌

NO.1 脑髓

NO.1/2 左甲状腺

).3/4 心血/心气
心阴

IO.5 左心瓣膜

IO.1/2 心阳上升/
入侵

-NO.5 肾脏

-NO.1/2/3/4 肾精

IO.1/2 输尿管

).1/2 膀胱

H-NO.3/4 前列腺

Z-Ch-H-1 髋

Z-G-NO.1/2 睾丸

Z-Ch-H-2 大腿

Z-Ch-H-3 膝关节

Z-Ch-H-4 小腿

Z-Ch-H-5 前半部踝

Z-Ch-H-5 后半部脚掌

Z-C-NO.1
Z-C-NO.2
Z-C-NO.3
Z-C-NO.4
Z-C-NO.5

左寸

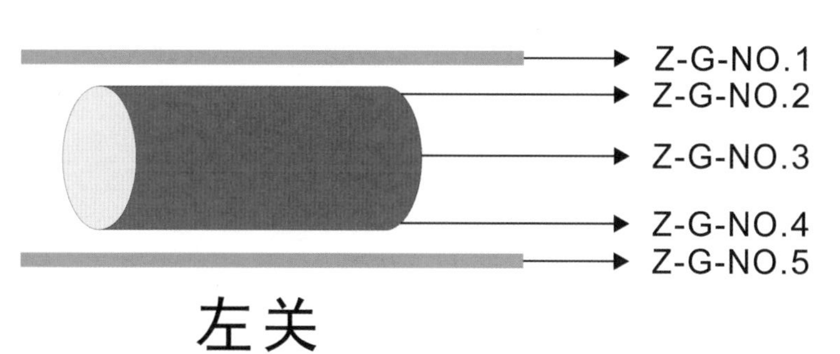

Z-CH-NO.1
Z-CH-NO.2
Z-CH-NO.3
Z-CH-NO.4
Z-CH-NO.5

左尺

王敬义寸口脉诊全息图

刘青序

王敬义老师为我院运动医学系退休教授，其父为成都中医药大学伤寒金匮专家王廷富先生。王敬义老师幼承家学，根底深厚，又于1977年恢复高考后考入成都中医学院中医系，毕业后就职于成都市第一人民医院，专事临床工作近八年时间，于20世纪90年代初调入我院运动医学系任教。家学与官学并重，中医与西医相参，擅长借助西医现代科技手段诊断病情，结合中医思维辨病辨证，运用纯中药精准治疗。曾用中医方法成功抢救支气管扩张大咯血、胃黏膜脱垂大出血、尿毒症、心肌炎等多种急危重症，挽狂澜于顷刻，也印证了中医药在疑难危重症上的可靠疗效。

王老师潜心研究脉学，自谦二十年后方敢为医。教学期间仍不辍临床，三尺讲台处处结合信手拈来的临床素材的教学让学子们得以窥见美妙的中医学之门，成为学生心目中真正的好老师。学院很多老师及家属，也都成了王老师的忠实“病粉”，每每赞叹于王老师的脉诊简直和西医体检结果相似，戏称他是“行走的X光机”。

诊断和疗效是检验一个医生水平的标准。王老师治学严谨，敢于质疑古医疏漏，勇于创新，从不拾人牙慧，一心追求中医脉学的究竟，终于在2009年出版了自己二十年的心血论著《脉论——二十年后方为医》，首次提出了三部十五候的精细脉诊，为中医学者提供了良好的脉学读物，并引起了一场脉诊学习热，让很多脉诊能力缺失的年轻中医和很多中医爱好者重拾了对中医的兴趣和自信。

脉学为传统中医的强项，而现代却又成为中医的弱项，临床和教学都渐渐忽视其真。在普及和推广上，中医确实难以像现代医学一样制定出诊疗标准和常规指南，让全世界都按着一个统一标准去执行。中医多是因时因地因人制宜，医学流派众多，各执己见，针对同一疾病可能给出多个辨证和方子来，这也正是许多人感到困惑的地方。中医学者在学习脉学之时也多是心中了了，指下难明。然而王敬义老师通过多年研究，并与众弟子于临床中反复印证：脉诊当是一种客观的存在，而非主观的臆测。于是王老师励志研究出一种脉诊标准，让每个学习脉诊的医生都能准确地掌握脉诊并且达成共识。

时隔十年，王老师的又一力作《中医脉诊点位新探图文详解》出炉，精确了脉诊点位，细分了脏器和层面的对应，相信一定又会给中医学做出新的贡献，给读者带来新的饕餮盛宴。

乐为序！

成都体育学院 刘志

2019 年 7 月于成都武侯祠畔

罗锦兴序

道法自然而知其然，道贯以一而知其理！中医脉诊绵延三千年，脉法以三部九候贯串三千年的基准线，临床实验理出一道，服务众生。

本书作者王敬义教授承先启后，承接三部九候的道理扩展为三部十五候，以现代解剖生理为蓝图，细化三千年来的脉诊整体诊断模型，遵循中医先贤的病、症、脉、剂的整体诊疗哲学，毫不藏私，给予丰富的现代病、证、脉、剂案例，是指导脉诊现代化发展的临床实证宝典，使得三维脉诊仪、三维脉象辨识、三维脉象方程式建模与模型模拟能朝正确方向发展。

当下，中国工程学家和医学家当要珍惜这一珍贵的济世宝典，依其指导方向，大力投入科研。当这一条基准线现代化之后，脉诊必定百花绽放，中国医学随着诊疗的现代化可自然而然地恢复应有的国际地位。

中山大学　罗锦兴

2019 年 7 月于广州

自序

鸿蒙开辟，天地始分。
昊天大地，上下乾坤。
太虚氤氲，万物化生。
在地为浊，在天为清。
日月当空，夜晦昼明。
春夏秋冬，四季廓清。
山川依傍，一峙一行。
蓬草树木，兽吼鸟鸣。
大千世界，万物有灵。
灵与非灵，人畜分明。
鸟兽愚蒙，人性机灵。
探索自然，创造发明。
揭示规律，以昭世人。
推动历史，昌盛文明。

大千世界，任何一种事物，都有其规律性。研究这个事物，必持之以恒，思无杂念，殚精竭虑，寻其规律，才能渐行渐近，否则劳而无获矣！一旦掌握其规律性，就进入了这个事物的核心，便知其所以然，而后运用之，得心应手，则无往而不利！此即愚所理解的“道法自然”也！

然自然界之事物，万万千千，数数难尽。就中医寸口脉学而论，自从有了人类以来，桡动脉就存在于人体左右两条手臂上，自然而然，人体的脏腑组织器官的反映点也就分布在这两条桡动脉上。代代艰难探索，历近三千年矣！

自《黄帝内经》论三部九候，扁鹊《难经》创寸口脉法，后继晋代王叔和《脉经》集前贤之作，明代李时珍著《濒湖脉学》，及至清代医家补前贤之未备，真乃集腋成裘，步步发展也！

思圣贤于前，愚不揣冒昧，在《脉论——二十年后方为医》里，首次提出三部十五候，明确正常脉象的脉位层次和异常脉象的脉位层次，将全身脏腑组织器官分属于表浅位和深沉位。出版《脉论》十年，虽读者众，然能将脏器在每一部与五个层次的特定反映点研读明白者实在太少。有鉴于此，现将全身脏腑组织器官细细分属在每一部的 NO.1、NO.2、NO.3、NO.4、NO.5 五个层次。每部与一个层次的相交，就是一个脏腑组织器官的特定反映点。我们找到这个反映点，就能了解疾病发生的根源；找到全身每一个脏器的反映点，就找到了寸口脉法的自然分布规律。脉诊由此而清晰明了，人人学而习之，重复永无差谬矣！脉法千载之难，因此而简单，此即吾所理解的“大道至简”也！因而，便有了这部《中医脉诊点位新探图文详解》小作面世！

小作面世，我的弟子龙贻弘医师，心思灵巧，语出良言，始有点位、脏器编码，使学者易懂、易记、易操作，功莫大焉！

重庆市唐红菊小姐绘制的正常脉位图、异常脉三部十五候总图和五个分图，以及弟子吴垚睿、学生宁玉为切脉法拍照编辑，使小作图文并茂，指引读者以捷径。学生梁盈盈认真校对小作图文，都功不可没。

值得一提的是，学生范立坚、李政委和我一起设计图码，并绘制人体总图和编码，费尽心思，反复易稿，终成是图。愚见以为，此乃中医史上第一张比较完整的脉诊标准点位图！对他们的艰辛付出，我在此表示衷心的感谢！

感谢四川省著名国画家卢志军老先生为我所作的“山居图”，此画深得北宋·王希孟《千里江山图》之精髓，为小作大增光辉！

感谢中原书龙第一人，墨龙斋主刘石刚先生的墨宝，在我的平凡小作之中大放异彩！

感谢成都体育学院博士生导师刘青教授和中山大学博士生导师罗锦兴教授（三维脉诊仪研制创始人）！二位的慷慨赐序，则更使小作熠熠生辉也！

小作出版，必学者众，用者多！不胜欣慰之至！

王敬义

2019年8月于云影苑寓所

撰写说明

自从有了人类以来，人体的脏腑组织器官反映点自然而然就分布在手臂寸口两条桡动脉上。因此，人体的脏腑组织器官在这两条桡动脉上的分布规律，就成为从《内经》《难经》以降历代医学家苦苦探索的脉学秘密，这个秘密就是——寸口脉法的自然分布规律。

古代医家对人体脏器（人体解剖）认知有局限，一些脏腑组织器官没有被发现。但是，在临床诊疗过程中这些没有被古人发现的脏腑组织器官一旦发生病理改变，必然会表现出相关的临床症状和体征，而且又必然反映到脉象上来。按照往古和当时的脉学理论，解释不了这样复杂的情况，这就让医学家们无所适从了。因而，医家们留存于世的脉学理论著作必然存在这样或那样的问题，以至于后世医者在研读古医籍的时候难解困惑。

古代三部九候诊法，左手心肝肾，右手肺脾命，分别再加上与五脏相表里的腑等等，实在过于简单。这个诊法不能涵盖人体众多脏腑组织器官，所以它不能在教学中顺利使用，更不能在临床实战中发挥脉诊至关重要的作用，就也在情理之中了。但是古代的寸口三部九候诊法的的确确给我们后世医家开辟了寸口脉诊的先河，其奠基性的研究成果永远光辉灿烂！

摒弃故步自封，承前启后、传承发扬，永远是历史发展的主旋律。中医不能例外，脉学不能例外，且脉学更应该精进。拙作《脉论》一书基本理论来自《黄帝内经》《黄帝八十一难经》《濒湖脉学》以及《中医基础理论》，更来自我长期中西医结合临床的实战总结。《中医脉诊点位新探图文详解》又来自对《脉论》点位层次的进一步细化。

《中医脉诊点位新探图文详解》一书旨在《脉论》的基础之上，清晰地阐述正常脉位 NO.2、NO.3、NO.4 位和异常脉位 NO.1、NO.2、NO.3、NO.4、NO.5 位的脉位层次，并对寸关尺三部中每一部的五个层次，每一个层次与每一部相交点的特定脏腑组织器官更加细分。这样，我们就能够找到病理情况下的脏腑组织器官在相交位的对应点，脉诊于是“在心易了，指下易明”了。

《中医脉诊点位新探图文详解》由总论和各论组成。

总论由脉象形成的原理、古代脉诊部位、寸口定部位、正常脉象、脏腑组织器官在桡动脉上的对应、脏腑组织器官形态特征诊断、切脉指法图文示意组成。这部分，除正常脉象为大家熟悉之外，脏腑组织器官在桡动脉上的分布则更加细分了。而脏腑组织器官形态特征的诊断和切脉指法图文示意则是第一次和读者见面，而且配上图像，这也是我研究脉诊三十年的小小成果吧！

各论分为几部分：

1. 详细阐述了左右手寸、关、尺三部每一部的五个层次所对应的脏腑组织器官，对部位层次上面的脏腑组织器官在生理和病理状态下，所出现的脉象及应该出现的临床表现进行分析解释。

2. 分别对 28 病脉脉象特征、脉象点位结合个人心得进行了阐述。

3. 开辟了尺部以后髋、大腿、膝、小腿、踝、脚的脉诊特定部位。这样两条手臂桡动脉一经重合，一个完整的脉诊人体形态就出现了！

4. 病案举例，选择我的几个病例和弟子龙贻弘的病例。其实都是一些临床上常见的疾病，因为诊断不明而成了疑难病症，现附于后，读者聊作参考而已。

为什么我附病案例数如此之少？我觉得每一个病案，对每一个学识不一样的人，其理解也是不同的。望大家只作参考，不要按图索骥！如果这样，学医就死板了。

5. 文献选读参考，附了扁鹊《黄帝八十一难经》一难至二十二难、李时珍《濒湖脉学》。读者可以熟读，与本书进行对比阅读，更希望读者在临床上、在患者的手腕上深入体验！

在我的自序前面有两张脉图：右手寸口桡动脉脏腑组织器官反映点分布总图和左手寸口桡动脉脏腑组织器官反映点分布总图（也叫：寸口脉诊全息图）。上面清清楚楚标明了我目前所发现的脏腑组织器官的不同部位层次的特定反映点。当然还有一些被我发现了的组织器官的定位，因为还要长期验证，所以这次就不收录进去了。

这两张总图（寸口脉诊全息图），先从右手开始再到左手，皆由表及里使然。

图中的编码寸、关、尺三部，为中文拼音；五个层次位为英文。如：右寸NO.1 ~ 5表示为Y-C-NO.1 ~ 5；左尺NO.1 ~ 5表示为Z-CH-NO.1 ~ 5。我的本意是全部用中文拼音，因为在《脉论》里对五个层次就使用了NO.1 ~ 5位的表述。为了两本书阅读的连续性，我在这次编码中，寸、关、尺三部使用中文拼音，五个层次仍然使用英文。毛主席云：古为今用，洋为中用。我觉得还是融合得恰到好处的。非常希望这两幅人体编码图能给读者理解脉学带来方便！

这两张图片，还不是完善的脉位图，还有许多组织的脉位没有被发现，还需我和读者朋友们继续努力。如果有朋友阅读我的小作，受到启发，发现了新的脏器组织的脉位点，还望不吝赐教，余必诚心学习，以求进步。

中医讲整体观，是对人体活动状态下进行生理状态和病理状态的研究，脉图是静止的，但疾病的发生、发展是动态的。在疾病发生发展的过程中，脉象也会随之而变化，出现病理变化的脏器组织的点位，也不会一成不变。往往在多点位上，出现相互联系的病理脉象。同时，异常脉象也可以独立存在于互无联系的点位上。还有一些脉象，比如妇女的卵巢巧克力囊肿，其脉象可以先症状体征而出现（先于症状体征几个月，甚至几年出现，之后才被患者注意）。脉象在治病过程中，也可以判断治疗结果，比如加重，或缓解，或没有变化，或已经临床治愈。以上望读者在临床中多加在意。

脉学不是人人都认可的，在中医界更是如此。脉学也非人人只是看书就能学会的。学脉必须有人指点，必须在实战操作中去体会，验证其正确性！如果你理解了中医基础理论的藏象学说，通过脉象你就能准确地判断出你面前患者的临床表现，这一点希望阅读者加以重视，勇于实践，来验证我所说是否正确。

在临床诊脉过程，有以下几种情况是不能诊断准确的：①斜飞脉：不能进行寸关尺三部及 NO.1、NO.2、NO.3、NO.4、NO.5 位定位。②反关脉：不能进行寸关尺三部及 NO.1、NO.2、NO.3、NO.4、NO.5 位定位。③肥胖者：皮下脂肪肥厚密实，阻碍医生手指下探桡动脉跳动。④血液透析者：血液透析时部分患者需要在腕部做自身动静脉内瘘术，阻碍桡动脉血液正常流动，会影响切脉准确性。⑤割腕者：影响桡动脉血液正常流动，给切脉带来不准确性。

小作涉及点位多，内容复杂，难免有错漏之处，敬请阅读者原谅。

小作虽然将全身脏腑组织器官归属到寸关尺的五个层次以及尺后的1、2、3、4、5部，并且从严格意义上讲，只能阐述脏腑组织器官与寸关尺五个层次以及尺后1、2、3、4、5部的对应关系，但是，我发觉，脏腑之中，尤其是五脏心、肝、脾、肺、肾，会在某一个寸关尺层次，必然发挥它的功能特性。比如：心气、心阴、心阳、心血；脾气、脾阳；肾气、肾阳、元阴和元阳等，脉诊对脏腑功能的诊断和在临床治疗上的指导意义又是那么重要。所以，我就画蛇添足地附于相关脏腑里面。在此，恭请阅读者见谅！

另外，在小作里面，还提到了高脂血症的反映点、高血糖的反映点、高血压病的反映点以及高尿酸血症的反映点等等（他如女卵男精的成泄也有相应的反映点），虽然也与本小作内容不能契合，但是，它们对于我在临床诊断和治疗方面也起到不可或缺的作用。况且是我三十余年对脉诊的认识，实在是不愿意忍痛割爱，一并写在书里了。再次请读者朋友见谅！

我曾经在《脉论》的“撰写说明”里讲：只要您认真阅读，勤于实践，我相信，您会走进我设置的脉学“圈套”，最终得到您的认可。后来的确有一些同行来信说“王老师，我就已经进入您设置的‘圈套’了”，当然这是我最高兴的事情。这一次，我相信：小作《中医脉诊点位新探图文详解》是一个更大的“圈套”，因为我觉得这个“圈套”非常之“美”，它会令您着迷，只要您读懂了它！

如果有中医行医者，非常不幸地偶遇读到了我的书——通过看书，反而打乱您以往诊病治病的程序，影响到疗效。我也在此奉劝读者立刻停止阅读，将我的书痛痛快快地扔掉，我将感激不尽，并先在此向您致歉！

王敬义

2019年8月

术语解释

本书出现一些特有术语，读者难免觉得生疏。为了使读者更好地理解本书的原意，现将书中一些术语先行予以解释。

1. 正常脉象部与位

正常脉象：即正常人所应有的脉象，我们以此为标准去判断异常脉象。

部：寸部、关部、尺部。患者寸口桡动脉以桡骨茎突为标记定关部，患者腕横纹端为寸部，肘关节一端为尺部。

位：桡动脉腔径由浅入深的三个层次。即寸关尺三部每一部的NO.2、NO.3、NO.4三个层次。NO.2即桡动脉血管上壁；NO.3即桡动脉血管管腔中间部分；NO.4即桡动脉血管的下壁，切脉时医生手指压至肌肉。

正常脉象：即寸关尺三部NO.2、NO.3、NO.4位，脉搏柔软、流利、和缓。

2. 异常脉象

异常脉象包括：三部、尺后、十五候。超出正常脉象标准的一切脉象均为异常脉象。

三部：寸部、关部、尺部。

尺后：尺后1半部（髋）、尺后2满部（大腿）、尺后3半部（膝）、尺后4满部（小腿）、尺后5前半部（踝）、尺后5后半部（脚掌）。

十五候：寸部、关部、尺部，每一部由浅入深又分为五个层次，即：NO.1、NO.2、NO.3、

NO.4、NO.5，寸关尺分别有五个层次，共计十五个脉位，这就是三部十五候。NO.1 脉位层次最浅，在手腕皮肤下，外邪入侵，正气与之反抗，从 NO.2 位上浮至 NO.1 位。NO.5 位，脉位最深，按至患者手腕筋骨方能得脉，久病深入，潜伏最深。

寸、关、尺三部，每一部的 NO.2、NO.3、NO.4 三个层次，任何超过这个部位和层次的，比如尺部之后和寸部之前出现跳动，以及比 NO.2 位更浅即 NO.1 位和比 NO.4 位更深的层次即 NO.5 位出现脉跳，均视为异常。

3. 单器官反映点

即人体单个器官（或组织）——如前列腺、胃、脾、胰腺、胆囊、膀胱等的脉搏反映点。

4. 垂直切脉法

适用于单器官切脉，患者手腕平伸，手掌心向上，医者手指从桡动脉正中垂直下压，即垂直切脉法。

5. 双器官反映点

即人体左右成双的器官（或组织）——如额窦、筛窦、上颌窦、肺、附件等的脉搏反映点。

6. 侧切法

适合双器官切脉。即在桡动脉桡侧和尺侧切脉，分别叫作桡侧切脉法和尺侧切脉法。患者手腕姿势同前。医者于患者右手腕桡侧切切患者右侧的器官，患者右手尺侧切切患者左侧的器官；患者左手腕桡侧切切患者的左侧器官，尺侧切切患者右侧器官。

7. 半部切脉法

半部切脉法分两种情况，一个满部的前半部和后半部，可以采用一指滚动法。

如右寸部第二位，即 Y-C-NO.2 位，医者食指向指端方向滚动切脉，向肘侧方向滚动切脉。

另一种指法是，在切大腿和小腿之间膝关节，大腿占一个满部，小腿占一个满部，膝部比大小腿短，只能占半部。所以在食中两指之间，医者一个手指尺侧塞进食中两指之间切脉。

8．深部侧切法

深部侧切法多用于肺部，即医者手指先垂直按压至筋骨，在筋骨水平位然后向桡侧推、向尺侧推，以了解左右肺的情况。

9．反映点编码

寸关尺三部采用中文拼音声母；每一部由浅入深五个层次采用 NO.1、NO.2、NO.3、NO.4、NO.5 来标识。

例如：右寸部 NO.2 位，即 Y-C-NO.2 位。右尺后 1 半部，即 Y-CH-H-1 半部。左尺部 NO.3 位，即 Z-CH-NO.3 位。左尺部 NO.5 位，即 Z-CH-NO.5 位。

目录

01 总论

02 各论

01 总 论

第一章 脉学基础知识

第一节

脉象形成的原理

在我们学习寸关尺三部与NO.1、NO.2、NO.3、NO.4、NO.5位的相交点，以及脏腑组织器官在相交点的特定反映点之前，还需要了解一些脉学基础知识。

脉象是桡动脉跳动时应指的形象，也就是手指对脉搏跳动时的特殊感受。脉象的产生与心脏、脉管、气血以及其他脏腑有直接关系。人体的血脉（动静脉）贯通全身，内连脏腑，外达肌腠、肢体、经络，气血周流不休，所以脉象成为反映全身脏腑组织器官功能和病理变化、气血之盛衰、阴阳平衡与否的综合信息。

《素问·五脏别论》指出："气口何以独为五脏主？岐伯曰：胃者水谷之海，六腑之大源也。五味入口，藏于胃以养五脏气，气口亦太阴也。是以五脏六腑之气味，皆出于胃，变见于气口。"

《难经·一难》提出："十二经皆有动脉，独取寸口，以决五脏六腑死生吉凶之法，何谓也？然：寸口者，脉之大会，手太阴之动脉也。"

《难经·二难》指出："脉有尺寸，何谓也？然：尺寸者，脉之大要会也。"

人体的血液通过心脏和血管的搏动，将血液运行于动静脉之间。动静脉的血管网络内连脏腑，外达肌表，贯通全身，循环不休。所以，脉象能够反映全身脏腑生理功能、气血、阴阳的盈亏盛衰，当外邪入侵影响脏腑功能或脏腑功能失调产生的内邪，也会干扰阴阳和气血的运行，这些生理现象或病理变化，都能够从脉象上反映出来。因此，脉象的形成主要有以下几个方面。

一 心脏

心脏搏动是生命活动的标志，也是推动血液循环和形成脉象的原动力。心蓄藏有心气、心血、心阴、心阳。心气具有推动血液运行的作用；心血为心脏活动提供物质基础，二者互根互用，消长平衡，维持着心脏和脉象搏动的力度、脉管的粗细。心阴具有滋养作用，可以防止心阳过亢；心阳能够温煦血液，保持血液流畅，二者既对立制约，又互根互用，维持着心脏的频率快慢、节律的均匀度。因此，心脏的气、血、阴、阳之间相互协调、相互利用，从而维持心脏跳动的正常至数、频率、节律。

《素问・平人气象论》指出："胃之大络，名曰虚里……出于左乳下，其动应衣，脉宗气也。"

《灵枢・邪客》也指出："宗气积于胸中，出于喉咙，以贯心肺……。"这两段说明"宗气"具有使心脏搏动的功能，又说明"宗气"还有使动脉搏动，从而推动血液在血管内循行的重要作用。因此，我认为"宗气"的功能活动体现在心脏的气、血、阴、阳四个方面。

二 脉、气、血

脉，即脉管，是人体内运载血液环流的重要组织，脉管与心脏相连，如环无端，共同形成人体的血液循环系统。脉是血液循行的必要通道，而且具有约束和推动血液向前运行的作用。

气血，是构成人体组织和维持生命活动的重要物质基础。脉之所以能搏动不停，血液之所以流行不休，主要是因为"脉气"的作用。"脉气"需要"先天肾气""后天胃气"的不断供给才能维持"脉气"的正常活动。《濒湖脉学》指出："脉不自行，随气而至。气动脉应，阴阳之义。气如橐籥，血如波澜。血脉气息，上下循环。"经脉本身是不能单独搏动的，它要随着"脉气"的运行而搏动。"脉气"的运行犹如风箱的鼓动作用，经脉中的血液受到"脉气"的鼓动，就会掀起波澜，上下往来无穷地循环。根据《内经》的理论，"脉气"即是"宗气"在血脉中的延续。

脉象的形成不但与心脏、脉、气、血密切相关，而且与其他脏腑功能活动也有一定关系。

三 肺

肺主气，司呼吸。肺的呼吸能吸入自然界的清气，是形成宗气的重要物质来源。肺与心脏同居胸腔，血脉相连，全身血液汇聚于肺，再通过肺的输布作用，才能洒陈于五脏六腑，因而有“肺朝百脉”之说。

影响脉搏的因素与体循环和肺循环密切相关，心脏有节律的跳动、各瓣膜的启与闭，使血液沿着一定的方向循环流动。左心室的搏动，将血液射出经主动脉流向全身，再经过静脉回流至右心房，完成体循环；血液从右心房流向右心室，血液从右心室射出经过肺动脉分布到肺，血液再由静脉流向左心房，完成肺循环。体循环与肺循环相互连接，涉及心脏、肺、动脉、静脉、血液，由此而构成一个循环体系，因而桡动脉也自然包括其中。

四 脾胃、胰腺

脾胃和胰腺的主要功能是运化水谷精微物质，为“后天之本”，气血生化之源。血能载气，气推动血行，血脉中气血是否充盈，首先便反映出脾胃功能的正常与否。

脾气具有统摄血液的作用，血液在脉管里正常运行，而不溢出脉外，全赖脾气的统摄；更重要的是，脾胃化生的“水谷精微”与肺吸入的清气相互融合而形成“宗气”。宗气藏之于胸，循喉咙以司呼吸，贯心以行血脉。

五 肝

肝藏血，具有贮藏和调节血液的作用。肝主疏泄，能够调畅气机，血脉的盈亏、流畅与肝的功能密切相关。尤其是在育龄期妇女，月经的量多量少，全赖肝脏和冲脉蓄血的多寡。月经的调畅，全赖肝气的条达与否。

六 肾

肾为水火之脏，藏真阴而寓真阳。为先天之本，生命之根。主藏精、纳气、主水。为元阳、元阴之根，是各脏腑组织功能活动的原动力。肾精可化生气血与髓，是生成血液的物质基础的又一个来源。

第二节
古代脉诊部位

任何事物的发展，必定有其源头。因此，首先我们要对古人的脉法有个初步了解。

关于脉诊部位，从《内经》《难经》以来，就有遍诊法、三部诊法、寸口诊法和张仲景的三部诊法，在临床实践中使用起来十分不便，因而自晋以来普遍采用寸口诊法，而且在临床实践中，寸口诊法方便、实用，因而取代了前两种诊法。因此，本作只论寸口诊法。

何谓“寸口”？《难经・一难》指出：“十二经皆有动脉，独取寸口，以决五脏六腑死生吉凶之法，何谓也？然：寸口者，脉之大会，手太阴之动脉也。”

《濒湖脉学》云：“十二经中，皆有动脉，唯手太阴，寸口取决。此经属肺，上系吭嗌，脉之大会，息之出入。”

人体有十二正经，每一经都应该有动脉可以切诊，为何取脉于此？因为手太阴经是肺脏所属的经脉，而肺脏上连喉咙，为呼吸之要道，全身的营气、卫气都汇聚于肺（肺朝百脉）。同时，肺所吸入的清气，与脾胃水谷精气相融合形成“宗气”

藏于胸中，宗气推动气血运行于全身。因此，肺之经脉所经过的“寸口”部位就能反映各个脏腑经气的盛衰变化。这便是目前桡动脉能够诊断全身疾病的理论依据。为什么桡动脉能够反映全身脏腑组织器官生理和病理情况，还需要现代物理学、生理学、生物化学逐步去揭示它、解释它，但是绝对不能否定它，因为脉诊的存在有它的真实性、实用性、可行性、可靠性。

我们从解剖角度看，桡动脉的外侧是略为高突的桡骨茎突，内侧是一根结实的肌腱，其下是较为平坦的桡骨，而桡动脉的表面只有薄薄的一层皮肤，皮下组织薄而少，桡动脉的跳动就显而易见。因而，桡动脉的每一次搏动都为我们诊断疾病提供了特殊而有利的条件。但是，部分身体过于肥胖的人、部分反关脉的人、斜飞脉的人，失去了这一优势，脉诊的准确性便打了折扣。

正是因为桡动脉的特殊性，所以在人体生理或病理变化的时候，桡动脉管径的粗细、搏动力度的强弱、跳动频率的快慢、节律的均匀、脉流的滑涩等，在此处都能显露无遗！所以我讲，古人对寸口脉诊的发现，是一个奠基性的重大发现。从此之后开启了几千年来对寸口脉法的不懈研究！

第三节
寸口定部位

脉象是桡动脉跳动时应指的形象。脉象的产生与心脏、脉管、气血以及其他脏腑有直接和间接的关系。人体的血脉（动静脉）贯通全身，内连脏腑，外达肌腠、肢体、经络，气血环流不休，所以脉象能够反映全身脏腑组织器官功能和病理变化、气血之盛衰、阴阳平衡与否的综合信息。就是因为有这样独特的认识，古人在几千年前就发现了以桡骨茎突为关键节点（桡骨茎突定“关”）的与桡动脉相关的寸口定位。这是一个非常了不起的石破天惊的发现，开启了脉诊寸口定位研究的序幕。

一 何谓寸关尺

《脉经》卷第一《分别三关境界脉候所主第三》指出："从鱼际至高骨，却行一寸，其中名曰寸口。从寸至尺，名曰尺泽，故曰尺寸。寸后尺前名曰关，阳出阴入，以关为界。"

桡骨茎突相对的桡动脉处为“关，”由关至腕横纹约同身寸的一寸长，所以称之为“寸”。从关至肘横纹约为同身寸的十寸，十寸为一尺，故称之为“尺”。

另外，在临床中，我们可能发现部分病人的桡骨茎突和腕横纹相距不足同身寸一寸，此时，关部适当后移，以能放下食指为准。

二 脉定三关

脉定三关，指的是患者的寸口桡动脉的定位。医生在切脉时，必须根据病人的高矮、手臂的长短，先把病人“关部”的位置定准确，然后再定寸、尺，关前为“寸”，关后为“尺”。身高之人布指宜疏；身材矮小者下指宜密。

这个“脉定三关”指的是病员的桡动脉而言。

三 指定三关

指定三关，指的是医者的食指、中指、无名指，在患者寸口桡动脉上面的定位。是指医生找准病人的桡骨茎突相对的桡动脉，下其中指，然后再下无名指和食指。同时，食指在前（靠近腕横纹），无名指在后。

脉定三关、指定三关在脉诊当中，是我们医者诊断患者的时候第一个必须操作的规范动作。是“脉法之首”，也是最难操作的一个步骤！

为什么要求医生对寸关尺三部的定位一定要准确，因为病员三关部位是固定的，医生三根手指是活动的，稍微错位，脏器、组织的反映点就不在其位了，因而我们的诊断也就随之而错。正所谓“差之毫厘，谬以千里”，所以我们不得不重视！

第四节

正常脉象

大自然一切存在的现象，皆有其一定的规律。人类的一切行为，必须符合其规律，反之则为害也！所以才有“道法自然”一说。所以，人类的一切社会行为也皆有规范，即所谓“规矩准绳”。脉学亦一样，没有正常脉象，你如何去判断异常的脉象呢？所以，有了正常脉象作为标准，只要一切不同于正常标准的脉象皆为异常，这就为我们判断异常脉象打下了基础。

正常脉象是指正常人在生理条件下出现的脉象。从其部位、至数、节律、力度（柔和度）、粗细、流利度等去制定标准。

有以下几个内容：

一 部与位

部与位（即寸、关、尺横向为部，每一部由浅到深的层次NO.2、NO.3、NO.4纵向为位）是脉学诊断的灵魂要素之一。

古代脉学典籍和现在中医药大学里学生们学习的《中医诊断学》，里面曾经谈到了寸关尺三部，每一部浮、中、沉三取之三部九候论脉位。在此，我不予仔细阐述。

正常人的脉诊部：即桡动脉的寸、关、尺。

正常人的脉诊位：即在寸部的NO.2、NO.3、NO.4位；关部的NO.2、NO.3、NO.4位；尺部的NO.2、NO.3、NO.4位。

寸、关、尺为横线，NO.2、NO.3、NO.4位为纵线，纵横相交因而就产生了相交点。每一个相交点就有一个唯一的相对应的脏腑组织器官。

大家应该注意：这一段话的重点就是纵横产生相交点；每一个相交点，就有一个唯一的脏腑组织器官。但凡在这个相交点上出现了与正常脉象不符合的异常脉象，这个相交点上的组织器官就发生了病变，因而会出现相应的临床表现（脏器→生理→病理→临床表现）。所以我们诊脉后可以立刻讲出患者的临床表现来。这样诊断操作是不是不用我们眯着眼睛去猜了！是不是诊断变得非常简单了！治病是不是更准确了！虽然我们很熟练地掌握了脉诊，但是临床治病四诊合参还是必不可少的，尤其对初会脉诊的人。

因此，大家注意，正常脉象的脉位层次是在：寸、关、尺三部，每一部的NO.2、NO.3、NO.4三个层次。任何有超过这个部位和层次的，比如尺部之后和寸部之前出现跳动，以及比NO.2位更浅和比NO.4位更深的层次，即NO.1位与NO.5位出现脉跳，均视为异常。见图1。

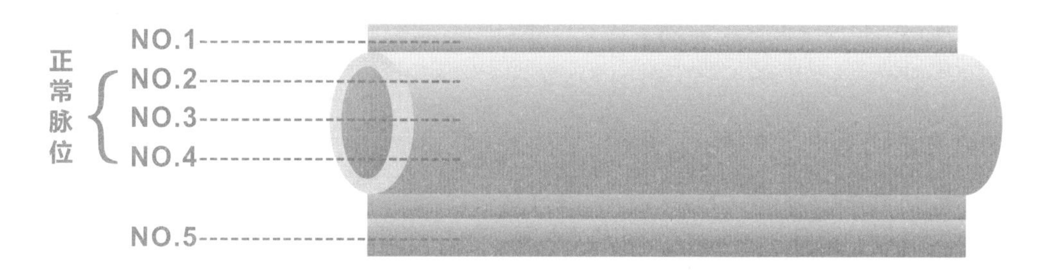

图1

二 至数（脉搏跳动的次数）

《素问·平人气象论》记载：“人一呼脉再动，一吸脉亦再动，呼吸定息，脉五动，闰以太息，命曰平人，平人者不病也。”我们按照每个呼吸周期 4 ～ 5 次、每分钟 16 ～ 18 次，均值为 17 次进行计算，正常人的脉搏为每分钟 80 次，按照《中医诊断学》教材相当于 72 ～ 80 次每分。这个次数应该根据年龄、性别而定，婴儿的脉搏每分钟为 120 ～ 140 次；五六岁的小儿脉搏每分钟为 90 ～ 110 次；十岁以上小儿、少年脉搏为每分钟 80 ～ 90 次；青年、中年人的脉搏为每分钟 64 ～ 72 次；老年人的脉搏为每分钟 72 ～ 80 次。

按照临床实际我更倾向中青年的脉搏应该在每分钟 60 ～ 70 次是最好的，既符合缓脉一息四至，又符合临床实际情况。老年人活动时间、活动强度都不如年轻的时候，因此，其脉搏次数比中青年时略快。女性的脉搏略快于男子。

三 节律

作为生理脉象来说，无论大人、小孩，还是青年、中年、老年，每个人的脉动节律应该保持相对均匀一致。我们在判定脉动节律的时候，要求诊脉在三分钟以上，有的时候我们诊脉在第一个一分钟可能不会出现节律上的问题，但第二个一分钟就有可能出现节律不齐的情况。

节律，就是脉搏在跳动过程中，始终保持相对的规律性。正常人不可以出现在跳动过程中突然出现停歇，或者跳动过程中又突然提前了，或者超过了正常脉率的快慢。

所以，正常人的脉搏跳动节律是：相对均匀的。

四 力度

力度（即脉搏跳动与医者指力对抗时的力度），是脉学诊断的灵魂要素之二。

按照传统认识，脉的搏动力度为：柔和而又有力。所谓柔和而有力之义，“柔和”即脉管弹性良好，按之柔软。“有力”即脉的搏动力度适中，医者用指力稍加对抗，搏动力度就减弱或消失了。一旦对抗力度减小，脉搏又跳动起来了，这就是正常人脉搏的力度。医者用指力对抗患者脉搏，脉搏跳动，绝对不能有对抗感，更不能有重按之而脉不绝或空豁无力等指下感觉，否则都为病脉。

大家注意了：医生手指对抗脉搏的跳动，对抗力消失为正常脉象，对抗力存在或加强，就是我们寻找的有病之脉了。

我们中医几千年来，一直研究有病之脉，不知道有病之脉如何感知。有病之脉除二十八异常脉象外，还应该注意的就是力度，这就是我为什么称力度为“脉学诊断的灵魂要素之二”的具体解释。

五 粗细

正常生理状态下，脉管的粗细是指桡动脉在寸关尺这一段，NO.2 ~ NO.4 三个层面直径的大小。

还要参考季节气候，冬季气候寒冷，热胀冷缩，血管受到寒冷刺激而收缩即略微细小；春夏季节，受到气温升高的影响而脉管略微变粗。

还要根据人体胖瘦定桡动脉的大小。肥胖人皮下脂肪厚实，影响脉管，因而，肥胖的人脉体偏细；而消瘦者，皮下脂肪较薄，血管暴露，影响脉管，因而，瘦人脉体略粗。

一般来说，其脉应该大小适中，大而不空、小而非线的感觉，就可视为大小适中了。只要脉的管径大小在 NO.2 ~ NO.4 三个层次都能感觉到脉的跳动，而且力度柔软，就是正常脉了。

六 流利度

流利度，我又称之为流利脉，是脉学诊断的灵魂要素之三！是正常脉象里面至关重要的一个脉象。简言之，就是脉搏跳动之时，血流在脉管里流动的时候指下的感觉，这个感觉：一束清晰的血流由尺部向寸部流去且力度柔软。滑脉也是流利脉，但是，滑脉形态如珠子，向前流去，而流利脉，是一束血流向前流去。

总结上面六点，就严格意义上来讲：脉的搏动柔和、流利、舒缓、节律整齐就是正常的生理脉象。如果再要精简，正常脉就四个字：柔和流利！

在临床上常常见到八九十岁老人中，绝大多数的人脉搏跳动柔和、流利、舒缓、节律均匀。这样的老人身体健康，心性豁达，生活自理，这就是健康的长寿脉象。长寿赋予了健康才更加具有生命的意义！

七 男女脉象的生理性差异

《难经·十九难》指出："经言脉有逆顺，男女有恒。而反者，何谓也？然：男子生于寅，寅为木，阳也。女子生于申，申为金，阴也。故男脉在关上，女脉在关下。是以男子尺脉恒弱，女子尺脉恒盛，是其常也。"

何谓"关上"？何谓"关下"？根据男子为阳、女子为阴，又根据寸为阳、尺为阴的理论，男子之脉盛于"关上"，即寸部，而尺部偏弱；女子之脉盛于"关下"，即尺部，而弱于寸部。

何谓"恒弱"？何谓"恒盛"？在我们非常想进一步知道古人的这些文字更多含义的时候，古人却没有给后来者更多地留下什么，就像是人走到了断崖绝壁之处而无路可走。到底"恒弱""弱"到什么程度？"恒盛"又"盛"到什么程度？其脉象特征到底是什么？是古人有意给我们留下了悬念？还是古人对此也不能作出更好的解释？

经过我多年将男女正常脉象与异常脉象进行比较研究，"恒"者常也！

我认为：正常男子的尺脉应该经常保持"弱"的状态。具体"弱"的脉象是：男子左右尺脉均应显现于NO.3 ~ 4这两个层面（脉位）；而且要求脉体偏小，但是不能有细线之感，否则为病脉（脉体）；力度柔软，稍加用力，则指下就不会有脉动了（脉力或脉神）；脉来流利（流利特别重要）。这就是正常的男性尺脉标准，是为肾中精气充盛、气能摄精之脉。

正常女子的尺脉应该经常保持"盛"的状态，具体"盛"的脉象是：女子左右尺脉均应显现于NO.2 ~ 4位三个层面（脉位）；脉管大小适中，大则不空豁，小则无细线之感（脉体）；脉的搏动柔软和缓（脉力）；脉来流利（流利特别重要）。而且三个层面都能触及脉动的存在，尤其是手指按至NO.4位还应有脉动，但在NO.5位就不应有脉动了，否则为病态。这就是正常女性尺脉的标准，是为肾气充足、精血旺盛之脉。

正常脉象的标准：

脉位部：左右手寸、关、尺三部。

脉位位：寸部的NO.2、NO.3、NO.4三个层次、关部的NO.2、NO.3、NO.4三个层次、尺部的NO.2、NO.3、NO.4三个层次。

寸关尺三部每一部的NO.2、NO.3、NO.4三个层次，脉搏柔软流利，和缓均匀，脉体大小适中。

第二章 脏腑组织器官在桡动脉上的对应

现在我要讲的是异常脉象出现的部位，即全身脏腑组织器官在寸口桡动脉上的对应。

前面我讲了正常脉象的脉位层次是：寸、关、尺三部，每一部的 NO.2、NO.3、NO.4 三个层次。任何有超过这个部位的，比如部，尺脉之后和寸脉之前出现跳动，以及位，比 NO.2 位更浅（即 NO.1 位）和比 NO.4 更深（即 NO.5 位）的层次出现脉跳，均视为异常。

异常脉象部与位如下：

左右手寸、关、尺三部，每一部的 NO.2、NO.3、NO.4 位三个层次既有生理脉象，也可以出现异常脉象。浮出 NO.2 位，在 NO.1 位上出现脉象为异常脉象；比 NO.4 位更深，潜伏到 NO.5 位，出现脉搏跳动，亦为异常脉象。

所以，异常脉象在左右手寸、关、尺三部每一部的 NO.1、NO.2、NO.3、NO.4、NO.5 五个层次均可以出现。见图 2。

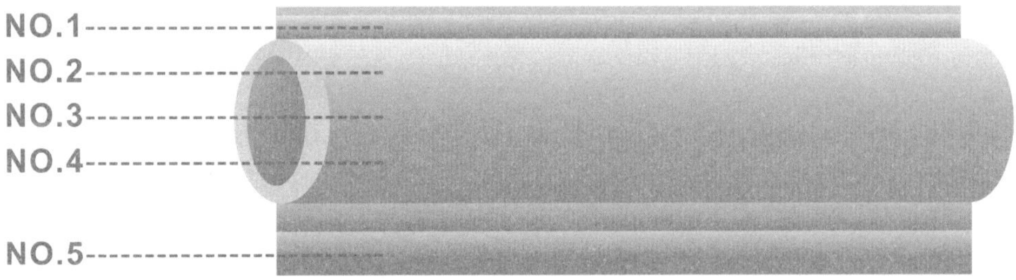

NO.1
NO.2
NO.3
NO.4
NO.5

图 2

【图 2】异常脉位示意图

前面我讲了，医生手指对抗患者脉搏跳动，对抗后搏动力度消失为正常，对抗后力度不减或力度增强为病脉。我们确定病脉之后，将相交点上的脏腑器官，再结合二十八异常脉象进行分析判断，就能轻松准确地诊断疾病了。

综合前面历代医家的记载，我先总结一下历代医家的脏腑分配，然后我再细分左右手寸关尺三部分属于不同的脏腑及组织器官。

第一节

脏腑器官分配依据

脏腑器官分配依据来自《黄帝内经》《难经》《脉经》《濒湖脉学》等。

关于寸关尺分候脏腑首先见于《内经》，《素问·脉要精微论》记载：左寸：外以候心，内以候膻中。右寸：外以候肺，内以候胸中。左关：外以候肝，内以候膈。右关：外以候胃，内以候脾。左尺：外以候肾，内以候腹中。右尺：外以候肾，内以候腹中。

扁鹊《难经·十八难》指出："脉有三部九候，各何主之？然：三部者，寸、关、尺也；九候者，浮、中、沉也。上部法天，主胸以上至头之有疾也；中部法人，主膈以下至脐之有疾也；下部法地，主脐以下至足之有疾也。"把人的躯体分成了胸、膈、腹三部分。是不是我们可以这样理解，寸部浮属于胸部居心肺，关部中属于膈下居肝脾，尺部沉两个肾脏居脐下两侧。

张仲景《金匮要略》在论述胸痹心痛时指出："胸痹之病，

喘息咳唾，胸背痛，短气，寸口脉沉而迟，关上小紧数，栝蒌薤白白酒汤主之。”这是张仲景最早有关胸痹（一般认为多指冠心病）和心痛（一般认为多指冠心病心绞痛）记载的脉诊部位、临床表现、方药。所提出的寸口寸部主心胸疾病，虽然没有明确分左寸和右寸分别所主的器官，但是如此之早的认知的确难能可贵。

《脉经》卷第一《分别三关境界脉候所主第三》说：“寸主射上焦，出头及皮毛竟手。关主射中焦，腹及腰。尺主射下焦，少腹至足。”

明代医家张景岳认为：左寸为心、心包络；左关肝胆；左尺肾、膀胱、大肠。右寸为肺、膻中；右关脾胃；右尺肾、三焦、命门、小肠。

《濒湖脉学》：“心肝居左，肺脾居右。肾与命门，居两尺部。”脏腑气机的变化可以在“寸口”反映出来。左寸属于心，左关属于肝（包括胆），右寸属于肺，右关属于脾（包括胃），肾与命门属于两尺部（包括大、小肠与膀胱）所主。

在《濒湖脉学》中还记载了寸口脉观察全身病变的方法：“寸候胸上，关候膈下。尺候于脐，下至跟踝。左脉候左，右脉候右。”凡是属于胸膈以上至头部的疾病，可以从寸部去了解；凡是属于膈以下的疾病可以从关部去了解；脐以下至脚跟的疾病，可以从尺部去了解。左半身的疾病，可以从左手三部脉去了解，右半身的疾病，可以从右手三部脉去了解。

关于脏腑在寸关尺三部的对应，历代医家在五脏的分布方面，基本上是没有分歧的（见图3），其分歧主要在腑的分配上，具体内容请参阅教材《中医诊断学》的脉学部分（见表1）。

【图3】寸关尺三部对应脏腑示意图

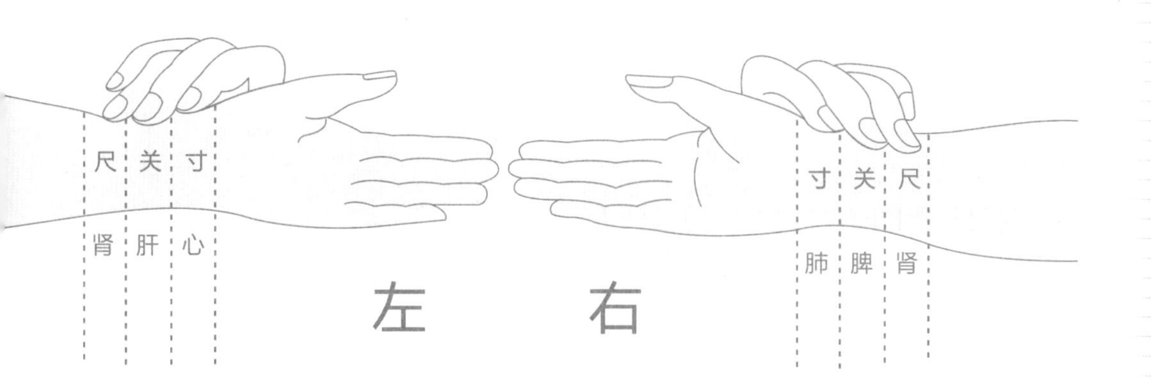

图 3

表 1　寸关尺脏腑分配

献	寸		关		尺	
	左	右	左	右	左	右
经》	心	肺	肝	脾	肾	肾
	小肠	大肠	胆	胃	膀胱	命门
经》	心	肺	肝	脾	肾	肾
	小肠	大肠	胆	胃	膀胱	三焦
全书》	心	肺	肝	脾	肾	肾
	心包经	膻中	胆	胃	膀胱、大肠	三焦、命门、小肠
金鉴》	心	肺	肝	脾	肾	肾
	膻中	胸中	膈、胆	胃	膀胱、小肠	大肠

第二节

三部十五候分布

我们先看十五候总图（图 4），再看每一层次分图（图 5 ~ 图 9）。

关于菽重问题，我们现在不可能将三粒、六粒、九粒、十二粒、十五粒菽（大豆曰菽，也可称众豆为菽，在此之菽以大豆为准）所得称重，放置桡动脉上面。其实这就是一个医者指力由浅入深下探的五个层次。NO.1 位，医者指力轻触桡动脉皮肤（三菽之重）；医者指力下探至桡动脉管上壁（六菽之重）；医者指力下探至桡动脉管腔之间（九菽之重）；医者指力下探至桡动脉管下壁肌肉处（十二菽之重）；医者指力下探至筋骨（十五菽之重）。下探指力按这个层次进行就完全可以了，不必计较菽之轻重。

纵横相交点与组织器官分布，是脉学诊断的灵魂要素之四！也是脉诊至关重要的核心内容！

我认为，自从有了人类以来，人体全身脏腑、组织、器官、骨骼的对应点，就自然而然地分布在两前臂桡骨茎突附近的桡动脉上（中医把这一段血管叫寸口），这是不以人们的意志为转移的。不管有没

【图 4】三部十五候示意总图

【图 5】NO.1 位示意图

【图 6】NO.2 位示意图

【图 7】NO.3 位示意图

图 4

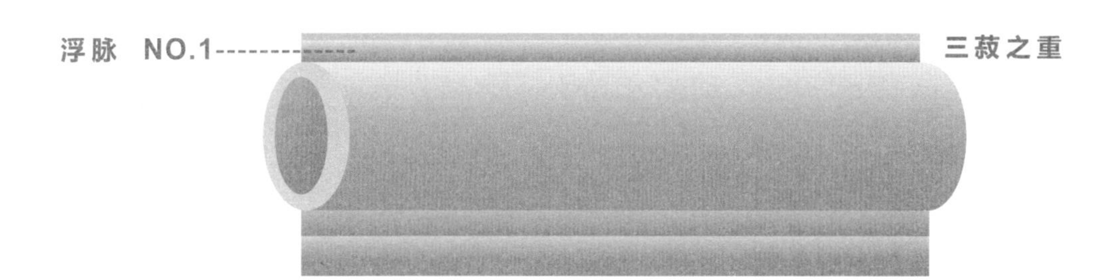

图 5

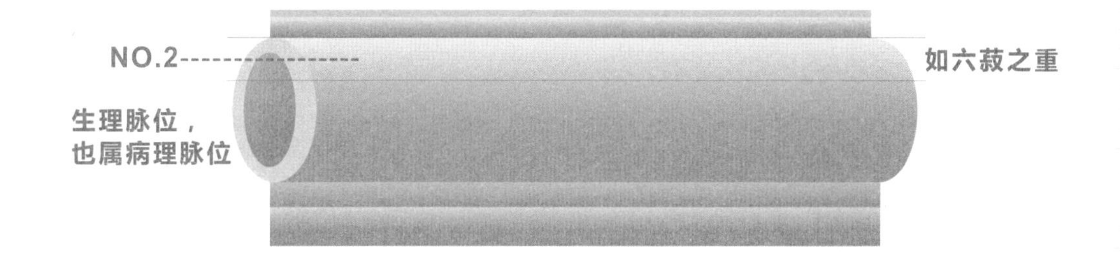

NO.3
生理脉位，
也属病理脉位
如九菽之重

图 7

图 8

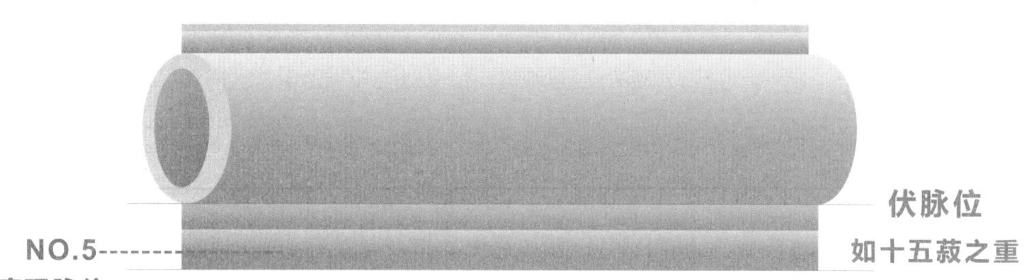

图 9

【图 8】
NO.4 位示意图

【图 9】
NO.5 位示意图

有人发现两条桡动脉可以或不可以诊断疾病，不管有没有人承认，这些脏腑、组织、器官、骨骼的反映点就分布在那儿。

我们只要找到了这些脏腑组织器官分布在哪，就找到了“脉诊点位规律”，只要找到了这个规律，我们就找到了脉诊治病的密钥！

我们发现某一部上的某一个层面相交点是什么器官分布于此，我们就能了解这个特定位置的器官的生理和病理情况。于是，脉诊就简单了，没有神秘可言了。因此，人人可以学习，人人可以实践，而且可以无限地重复。不会因为你是张三切出这个脉象，他是李四切出来就不是了。不会现在诊断是可行的，将来又不行了，一百年一千年后，只要人类不发生形体上的巨大变异，这个人体脏腑组织器官的反映点就永远不会变！

经过我多年研究发现，有一个神奇的现象，就是我们人类两手前臂均有一条独立的桡动脉，人体全身的脏腑组织器官反映点分别分布在桡动脉上，而我们将两条桡动脉上的脏腑组织器官合而观之（将两条桡动脉重合），就会非常惊讶地发现我们人体的完整形态就显现在手臂上！我把这个人体的完整形态称之为：人体脉诊全息图！

下面我将全身脏腑组织器官一一分属于每一部的每一个层面。

一 右手寸关尺三部器官及尺后分布

（一）右寸部（Y-C- 部）

1. Y-C-NO.1 位的相交点 此点为头部（注意头部在这里仅仅是指头部外表之皮肤、经络、肌肉、血管、神经而已）、鼻（包括额窦、筛窦、上颌窦）、背部皮毛肌肉（中医称之为腠理，人们感冒的时候背部嗖嗖恶寒之感出于此）、肺气虚、肺阳虚的反映点。

2. Y-C-NO.2 位的相交点 为颈椎、喉咙的反映点。

注意：Y-C-NO.2 位之前半部为颈椎反映点，后半部为背部胸椎的反映点（后半部反映点出现异常脉动，说明胸椎错位或肌肉被寒邪侵袭，导致肌肉痉挛，不但背部疼痛，而且会导致前胸疼痛，若在左侧，容易误诊为心绞痛）。

3. Y-C-NO.3 位的相交点　是为右心的反映点。

4. Y-C-NO.4、NO.5 位的相交点[1]　为双肺部、肺阴虚的反映点。

（二）YC-YG- 之间半部 NO.1、NO.2 位相交点

是右侧甲状腺的反映点。此处没有 NO.3、NO.4、NO.5 位是因为此相交点只有右侧甲状腺一个腺体组织，没有其他器官，而且甲状腺位置高，又处于表浅位，所以只在 NO.1、NO.2 位诊脉。

（三）右关部（Y-G- 部）

视频 1 右关 NO.3、NO.4 位切脉法

1. Y-G-NO.1、NO.2 位相交点　是胃部、肠道（大小肠，包括十二指肠球部）、胃气上逆的反映点。

2. Y-G-NO.3、NO.4 位相交点　是脾（脾气虚、脾阳虚）反映点。

3. Y-G-NO.4、NO.5 位相交点　是胰腺的反映点。

（四）右尺部（Y-CH- 部）

1. Y-CH-NO.1、NO.2 位相交点　是腰部、骶部的肌肉、血管、神经、筋膜等软组织的反映点。

注意：此部位前半部为腰部的反映点；此部位后半部为骶部的反映点。

[1] 著者注：即 Y-C 部与 NO.4 相交点，Y-C 部与 NO.5 位相交点，分别反映不同的病症。因初学者区分有困难，故合并讲述。下同。

2. Y-CH-NO.3、NO.4 位相交点　是肾脏阳、气（肾阳、肾气是三焦气化根本）的反映点。

（五）右尺部后 1 半部（Y-CH-H-1 半部）

即右侧腰骶部与大腿之间的半部，是右侧髋关节的反映点。

（六）右尺部后 2 部（Y-CH-H-2 部）

是右侧大腿反映点，在脉诊部位上占一个满部。

（七）右尺部后 3 半部（Y-CH-H-3 半部）

右侧大腿与小腿之间半部，是右侧膝关节反映点。

（八）右尺部后 4 部（Y-CH-H-4 部）

是右侧小腿的反映点。

（九）右尺部后 5 部（Y-CH-H-5 部）

右侧前半部是右踝关节反映点，后半部是右脚掌的反映点。

二　左手寸关尺三部器官及尺后分布

（一）左寸部（Z-C- 部）

1. Z-C-NO.1、NO.2 位相交点　是心脏阳气反映点。

2. Z-C-NO.3、NO.4 位相交点　是心脏血管、心气、心阳、心阴、心血的反映点。

3. Z-C-NO.5 位相交点　是左心脏瓣膜受损的反映点。

（二）ZC-ZG- 之间半部 NO.1、NO.2 位相交点

ZC-ZG- 之间半部 NO.1、NO.2 位相交点　是左侧甲状腺反映点。此处为什

么没有NO.3、NO.4、NO.5位？因为此相交点只有左侧甲状腺一个腺体组织，没有其他器官，而且甲状腺位置高，又处于表浅位，所以只在NO.1、NO.2位诊脉。

（三）左关部（Z-G-部）

视频2 左关切脉法

1. Z-G-NO.1、NO.2位相交点　为胆囊，肝内胆管，女性乳房，肝脏阳气亢盛或上升，男性睾丸、附睾，高血尿酸的反映点。

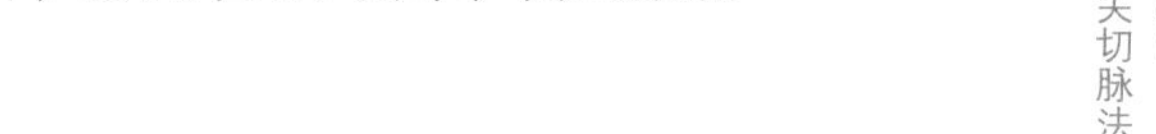

2. Z-G-NO.3位　为高血尿酸反映点。

3. Z-G-NO.3、NO.4位　为高血脂（胆固醇、甘油三酯）、月经量多少（子宫内膜厚薄）、子宫、肝阴的反映点。

4. Z-G-NO.5位相交点　是肝脏的反映点。

（四）左尺部（Z-CH-部）

1. Z-CH-NO.1、NO.2位相交点　是大脑和脑血管、男性精液、女性白带、排卵、阴道、宫颈以及尿道的反映点。

2. Z-CH-NO.3、NO.4位相交点　是男性前列腺、精液，女性卵巢、输卵管、卵泡的反映点。

3. Z-CH-NO.5位相交点　是肾脏（肾脏器质性）反映点。

（五）左尺部后1半部（Z-CH-H-1半部）

即左腰骶部与左大腿之间的半部，是左侧髋关节的反映点。

（六）左尺部后2部（Z-CH-H-2部）

左侧大腿反映点。

（七）左尺部后3半部（Z-CH-H-3半部）

左侧大腿与小腿之间半部，是左侧膝关节反映点。

（八）左尺部后 4 部（Z-CH-H-4 部）

左侧小腿反映点。

（九）左尺部后 5 部（Z-CH-H-5 部）

前半部是左侧踝关节反映点，后半部是左侧脚掌的反映点。

在临床中，关于左右髋关节、大小腿、膝踝关节等，分别诊左右手，也可以只诊一侧。只诊一侧时，采用尺侧切、桡侧切诊法。

第三章 脏腑组织器官形态特征诊断

人体的脏腑组织器官，有单个脏器、组织或有两个脏器、组织。单脏器组织，有排列在正中，如喉管、食管、阴茎、阴道，也有排列在人体两侧的，如脾、胃、胰腺、肝脏等；而双脏器组织，一般规律都是排列在人体的两侧。如额窦、筛窦、上颌窦、肺脏、肾脏、妇女乳房、妇女的附件，相互对称。

为了准确诊断脏腑组织器官的病变，必须研究人体这些结构。这些结构古代医学家却没有留下很多资料供我们参考，所以只有我们现代人花大量时间，长期不懈研究，才可能有所收获。还好，功夫不负有心人，至今，终于找到一些端倪，现在公诸于众。

一 单器官反映点

经过我几十年对脉诊的研究，单独的器官在尺侧和桡侧没有反映点。所以，我在诊断单器官时，桡动脉垂直正中从上向下，也可以由下向上进行切脉。

单个独立器官的反映点，比如：鼻腔、喉咙、胃肠、胆囊、肝脏、子宫、前列腺等。

二 双器官反映点

经过我几十年对脉诊的研究，双器官在诊脉时候有尺侧和桡侧反映的特点。尺侧切和桡侧切更能反映病理情况下的器官的病变。所以，桡动脉的桡侧切、尺侧切，能够更准确地诊断人体双脏器的病变器官。

操作方法：患者右手伸直面对医者，患者右手臂尺侧，反映病员身体左侧脏器组织，患者右手臂桡侧反映病员右侧脏器组织。患者左手臂尺侧，反映病员身体右侧器官组织，患者左手臂桡侧反映病员左侧器官组织。

双器官组织如：双上颌窦、双额窦、双筛窦、左右头部的颞部、左右甲状腺、左右肺部、女性左右乳房、左右附件、左右肾脏、左右大小腿等。

三、器官组织大小形态与脉象的关系

经过我多年研究发现，器官、组织的大小、形态不同，则血液分布也有多寡、脉的形态也随之而变化。所以，在脉象的反映上就有脉粗和脉细之分，点状或豆状亦或线状之区别。

比如，大的器官肺部、心脏、胃、肝脏、女性乳房、上颌窦（上颌窦与其他组织器官相比较虽小，但是与额窦、筛窦比较，它就比额窦、筛窦略大了）等，其脉就会粗大；又如，甲状腺、肾脏、十二指肠（十二指肠与胃相比，其腔径就小了很多）、额窦等器官较小，所以其脉必定细小。又如宫颈形态为圆形，其脉为豆状，阴道为管状，其脉为线条状；胃的器官大，其脉偏粗大，肠为管状，其脉较细小。以此类推。

当我们临床切脉时，先找每一部的每一个层次的交点，看看这个点位上是否跳动异常，如果有异常，就确定这个点位上的器官组织一定发生了病理改变。然后，再来确定是二十八脉中的什么脉象，仅仅结合器官组织的特点，就分析出病机，从而推断出临床表现，辨证施治也就顺理成章地出来了。

第四章 切脉指法

脉诊实操照片

指法，就是医者切脉时，手指对桡动脉由浅入深施加压力，又由深到浅减轻压力，去探寻和诊断生理或病理脉象的方法。

按照古代三部九候诊法，以桡骨茎突为关，再下前后两指，

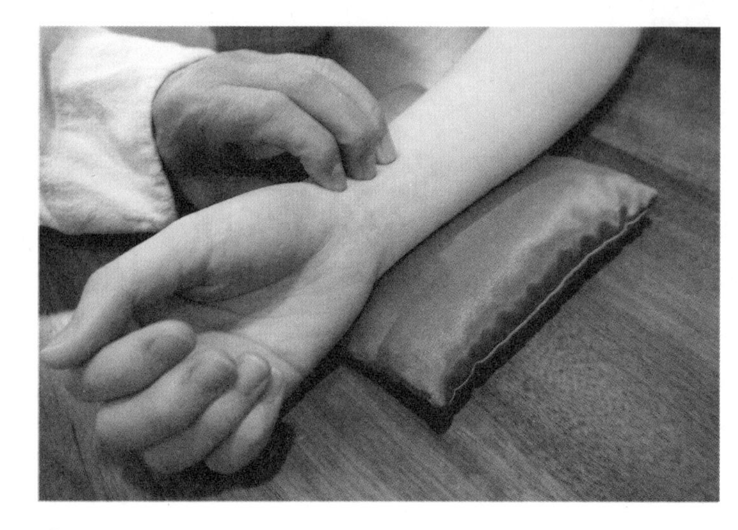

图 10

【图10】三指呈弓形，在一条线上

定寸、关、尺，三指再浮、中、沉三候，就完成切脉法了。虽《内经》有外候和内候诊法，还是不够全面。后人，尤其是现在基本上没有人这样操作。这个诊法我认为是不能准确诊断疾病的。

一 医者手指姿势

因为桡动脉寸口一段，比较端直，所以诊脉前医者要做到食指、中指、无名指三指平齐，还要指腹平齐，我称之为“双平齐”。此时三根手指呈弓形，这样医者三指才能与桡动脉保持在同一条线上。参见图 10。

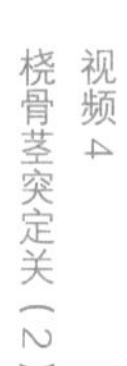

视频 4 桡骨茎突定关（2）

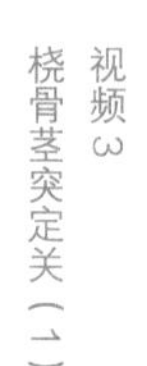

视频 3 桡骨茎突定关（1）

二 桡骨茎突定关

寻找患者桡骨茎突，医者先下中指，在桡骨茎突最高点以定关位，关位定准确之后，再分别落下前后两指。参

见图 11 ~ 13。

部分身材较为矮小的男性和女性，他（她）们的桡骨茎突到寸部略短，不能放下医者手指。此时，我们不以桡骨茎突为定关标准，我们将食指放在腕横纹上，诊查到有脉的搏动就把食指放置在这儿，然后依次放置中指和无名指。

另外，医者的大拇指放在患者手腕外侧，诊脉时可以容易由浅入深地施加压力。

请大家注意，医者左手诊患者右手，医者右手诊患者左手。医者食指始终在寸部，无名指在尺部。

三部定位妥当之后，医者三个手指的指腹与指尖交界处，我们叫作指目，用指目接触桡动脉的跳动。

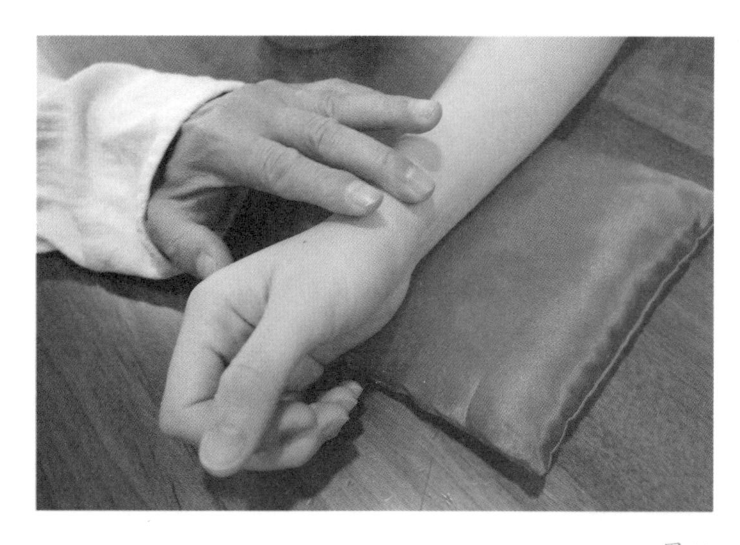

图 11

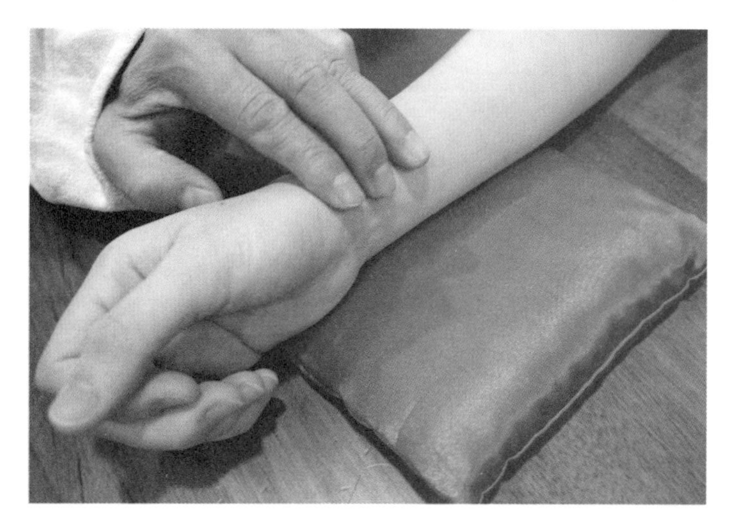

图 12

【图 11】桡骨茎突定关

【图 12】下前后两指

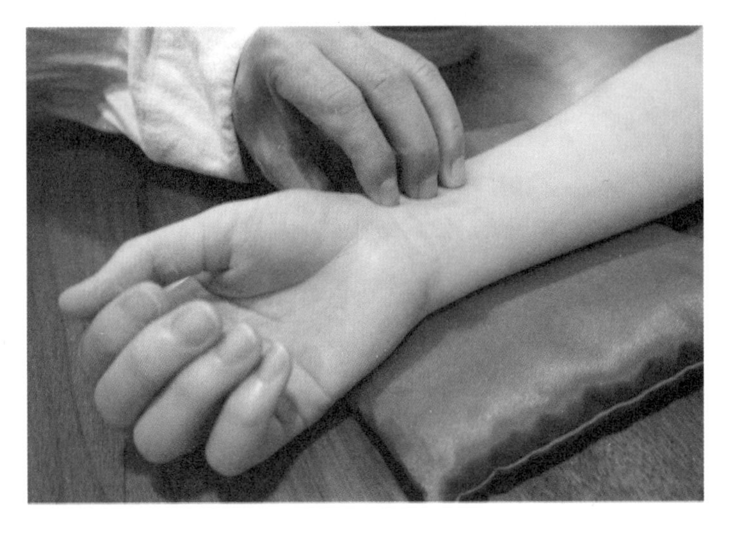

图 13

【图13】寸关尺三部

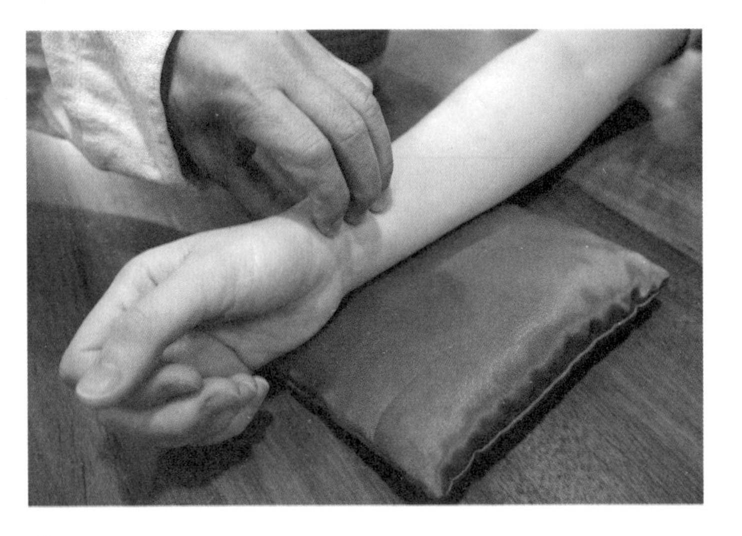

图 14

【图14】垂直切脉法

然后判断每一部、每一层次相交点上相应的脏腑组织器官的生理和病理改变，以诊断疾病。

二 垂直切脉指法

垂直切脉指法，就是医者三根手指确定寸关尺三部后，由指目加力分别垂直按 NO.1、NO.2、NO.3、NO.4、NO.5

位，由浅入深——从①皮肤、②脉管壁浅位、③脉管管腔、④脉管下壁肌肉、⑤筋骨进行切脉。这种切脉法专门针对单个器官的诊断。参见图14。

四 尺桡侧切脉法

前面我谈到的垂直切脉法，只是从 NO.1、NO.2、NO.3、NO.4、NO.5 由浅入深的切脉法。不只有深浅跳动，桡动脉的两侧，脉搏同时也在跳动，还给我们带来许许多多脉诊信息。这种尺桡侧切脉法，是专门针对双器官的诊断的。参见图15、图16。

（一）表浅位侧切指法

侧切脉就是我们将手指指目放到桡动脉的尺侧或桡侧，感受脉搏跳动

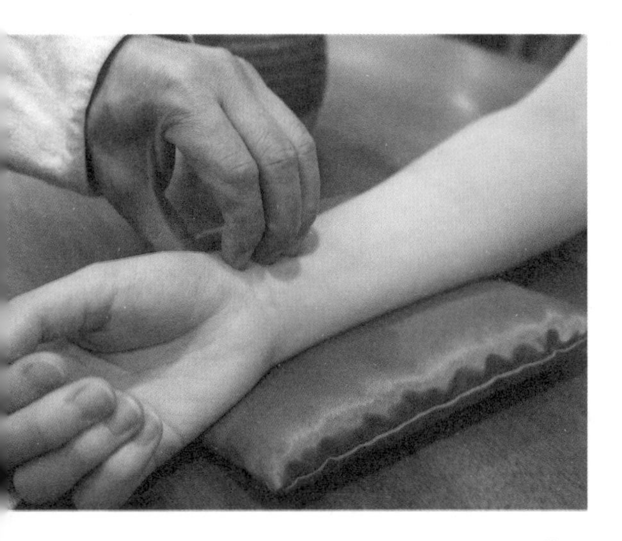

图 15

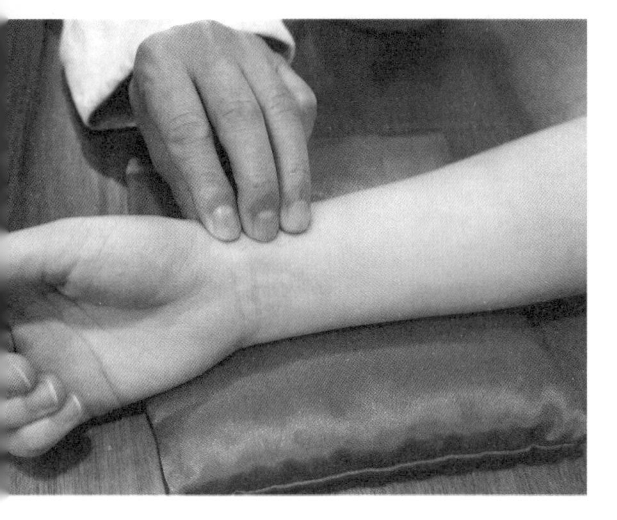

图 16

【图15】尺侧切脉法

【图16】桡侧切脉法

的力度。正常情况是柔和流利，异常情况是脉搏有力或弦。参见图 17、图 18。

（二）深沉位侧切指法

这里有一个问题需要说明，当我们切 NO.1、NO.2、NO.3 位时，血管表浅，尺桡侧切脉很容易做到。在 NO.4、NO.5 位的时候，再采用此表浅法切脉就不可行了。

在 NO.4、NO.5 位时，桡动脉一侧有桡骨，另一侧为肌腱，根本就不能容下手

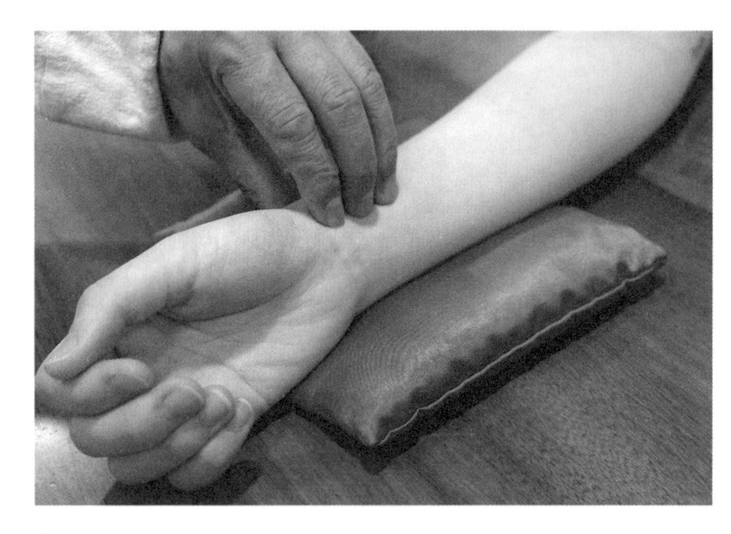

图 17

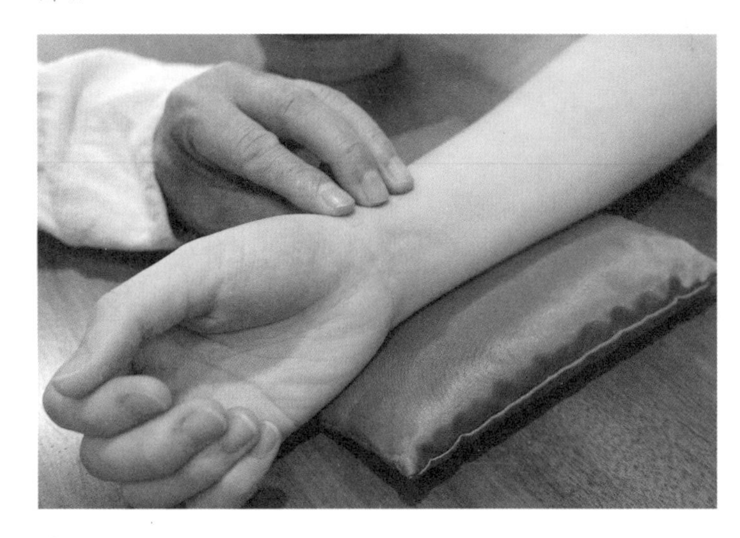

图 18

【图17】表浅位尺侧切脉法

【图18】表浅位桡侧切脉法

【图19】深沉位尺侧切脉法

【图20】深沉位桡侧切脉法

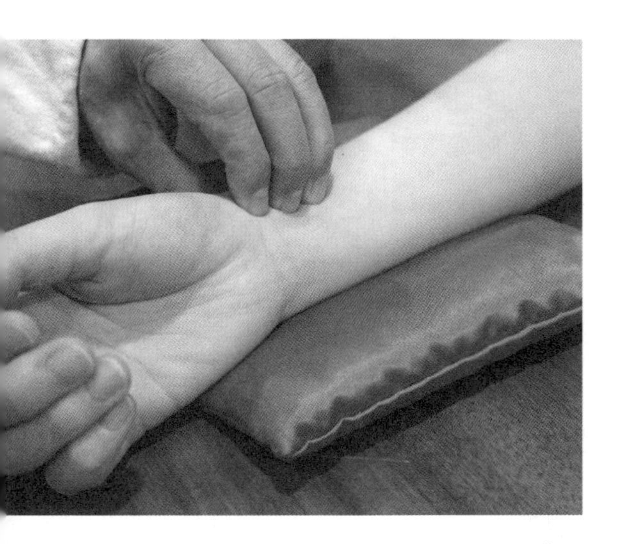

图 19

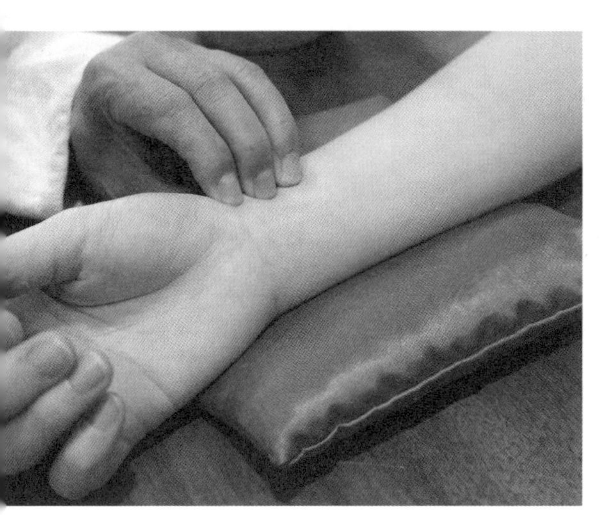

图 20

指，这样又如何切尺桡侧呢？我的经验是：我们将指目由垂直切脉法按至NO.4或NO.5位，然后向尺侧一侧推，或向桡骨一侧推，这样就可以诊深部的左右脏腑组织器官了。参见图19、图20。

五 半部切脉指法

（一）颈部胸椎背部半部切脉指法

顾名思义，半部切脉就是不能满一指（一部）。例如：右寸与NO.2位相交处，以患者右手臂为例，医生食指指腹大拇指一侧是颈部（包括颈椎及颈部软组织）反射点；食指指腹小指一侧，是背部(包括胸椎及胸椎两侧软组织)的反射点。我们诊脉时，医者左手食指向寸部方向略微滚动或食指略微向尺部方向滚动，看看前半

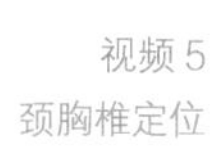
视频5
颈胸椎定位

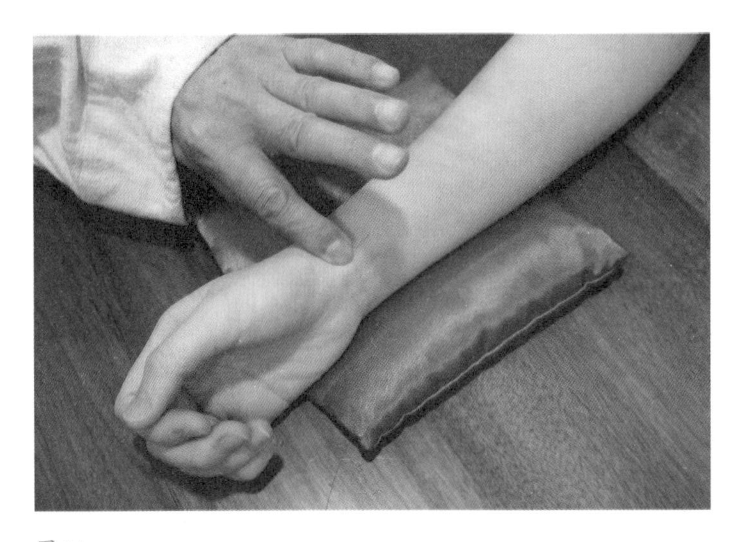

图 21

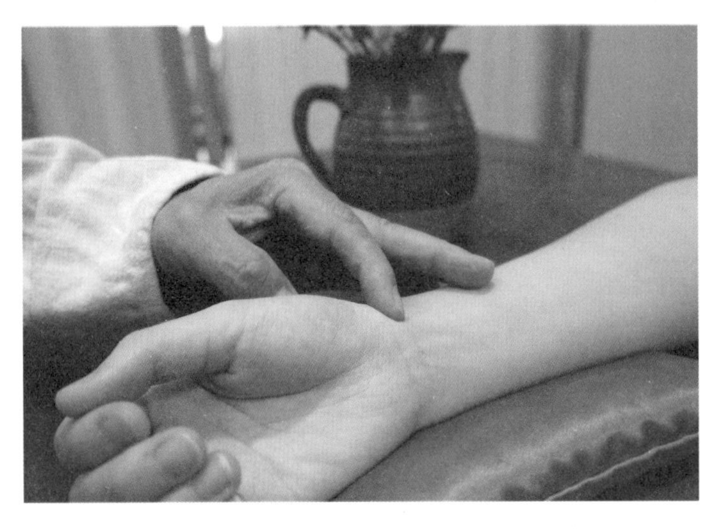

图 22

段或是后半段的力度、脉管粗细就可以诊断颈椎或胸椎的问题了。见图 21、图 22。

（二）腰部骶部半部切脉指法

以患者右手为例，右尺与 NO.1、NO.2 位的相交点是腰、骶的反射点。医者左手无名指向寸部略微滚动以诊断腰部的腰椎及软组织的病变；医者无名指向尺部略微滚动以诊断骶部的病变。参见图 23、图 24。

【图 21】颈部半部切脉法

【图 22】胸椎背部半部切脉法

【图 23】腰部半部切脉法

【图 24】骶部半部切脉法

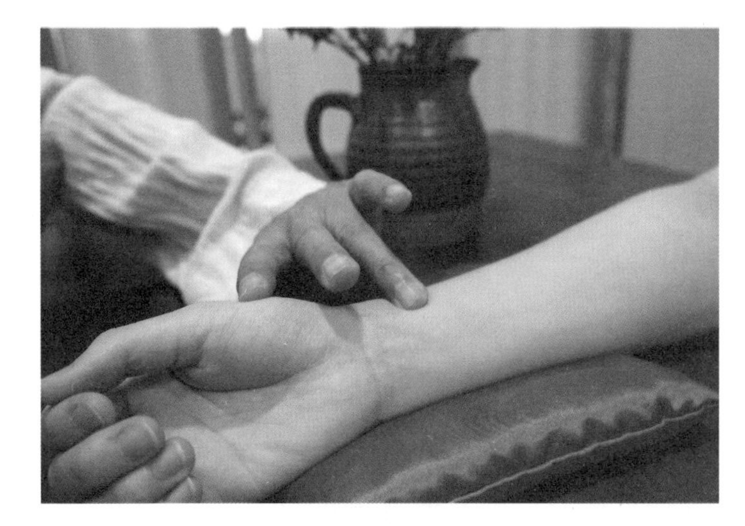

图 23

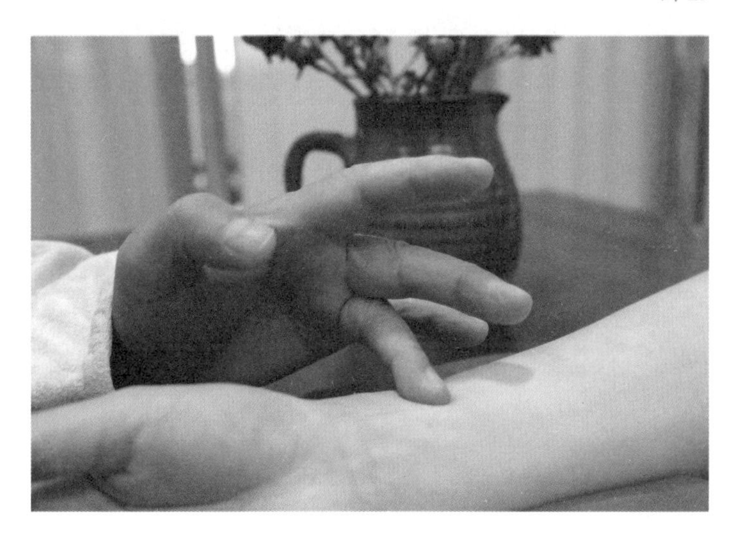

图 24

（三）脚踝半部切脉指法

同理，脚掌与踝关节加在一起没有大腿和小腿长，所以，脚与踝只能占满一指，前半部为踝关节，后半部为脚掌。见图 25、图 26。

（四）甲状腺半部切脉指法

甲状腺是一个很小的腺体组织，很显然它们是不能占

图 25

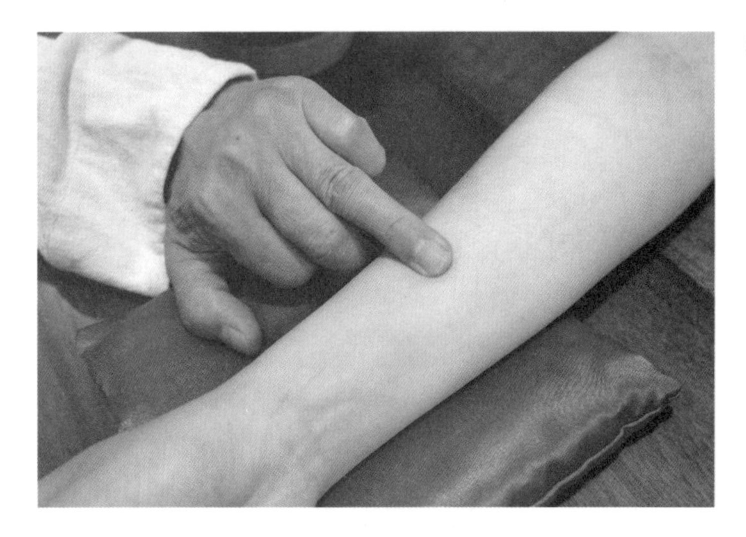

【图 25】踝关节半部切脉法

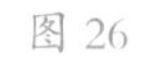

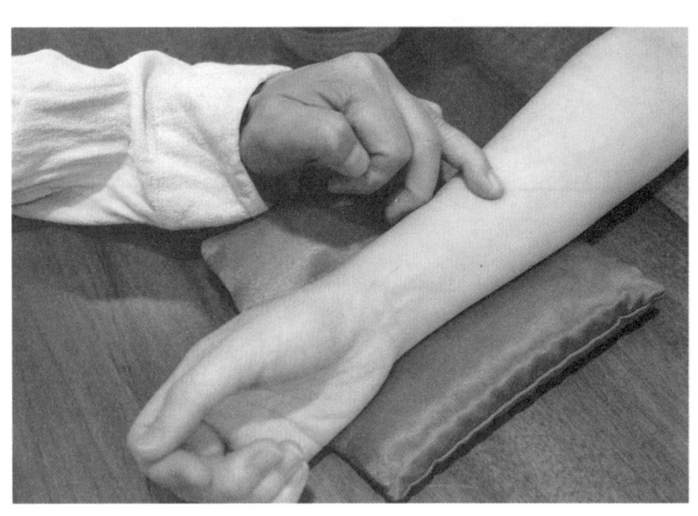

【图 26】脚掌半部切脉法

满一部的。但是它们又不像颈胸和腰骶在同一个指头上。而是在寸关两部之间，这样的情况又如何切脉呢？

以病员右侧甲状腺肿大或有结节为例，诊病员右侧甲状腺，医者左手指切病员右手桡动脉，放置好寸关尺三部定位，医者右手食指或中指，在医者左手食指与中指之间垂直切脉，然后食指中指离开，医者食指或中指在 NO.1、NO.2 位层面去寻找点状或橡皮筋样的脉象。参见图 27。

诊左侧甲状腺一如右侧切脉法。

【图 27】
甲状腺半部切脉法

【图 28】
髋部半部切脉法

图 27

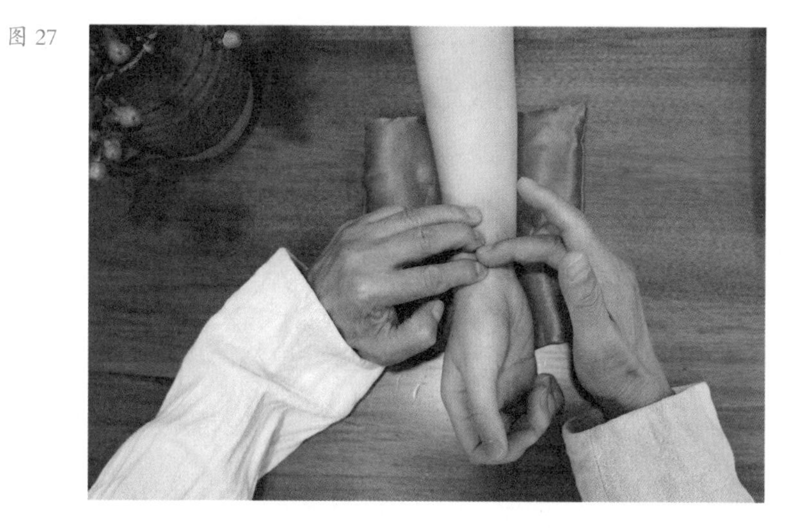

图 28

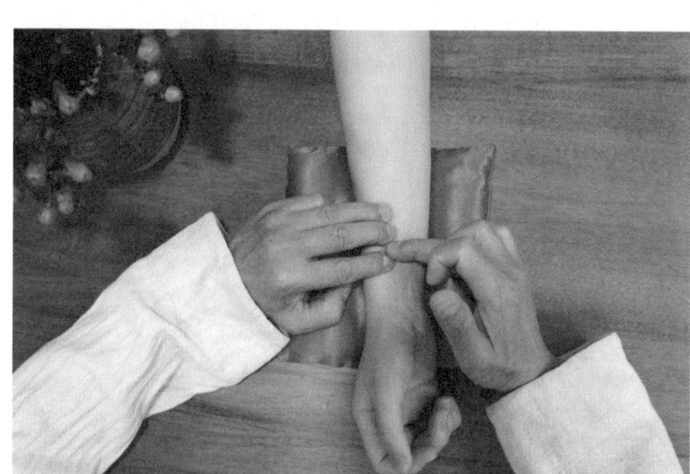

视频 7
甲状腺切脉法

视频 8
髋关节切脉法

（五）髋部半部切脉指法

以诊病员右手为例，当我们诊断髋部的时候，医者用左手三指先将寸关尺三部定位准确，然后医者右手三指取代左手三指，左手食指放置在右手食指同一部位，左手食指与中指之间，用右手中指放进左手食中两指之间，此法就是诊髋部的脉位。就可以诊断髋的病变了。参见图 28。

（六）膝部半部切脉指法

膝关节与大小腿比较而言，是很短一部分，所以膝关节只能占半部。即大腿与小腿之间半部。仍然以病员右手为例，医者左手三指定寸关尺三部，医者右手三指取代左手三指，左手三指放置于右手无名指之后，左手食中两指之间缝隙，就是诊膝关节的脉位。

此处注意，放置好左手寸关尺三部后，医者右手三指一定要与左手三指在同一条线上，这样才不会偏离血管。参见图 29、图 30。

至于左髋右髋，左膝右膝，左腿右腿，可以在一只手上采取尺侧切法、桡侧切法进行诊断，也可以在左右两只手分别诊断，为了节省诊病时间，一般在病员右手一侧就可以完成了。

视频 9 大小腿膝关节切脉法

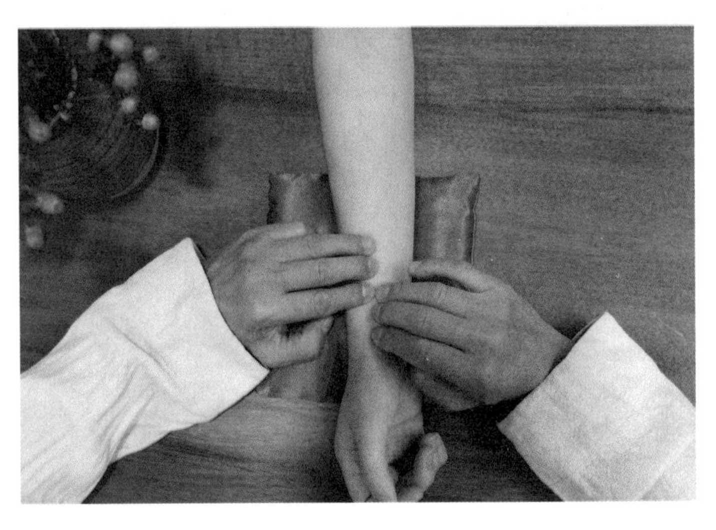

图 29

【图 29】膝部半位切脉法准备手势（右手三指一定要与左手三指在同一条线上）

【图30】
膝部半部切脉法
（放开右手指，以右手中指尺侧塞入左手食中两指之间）

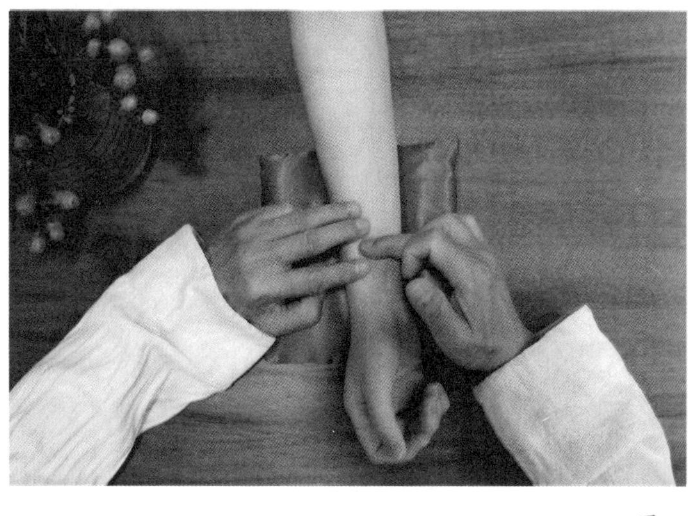

图30

六 切脉顺序

视频10
寸关尺与尺后1～5部切脉示意

我建议大家采取由人体浅层到深层的顺序进行切脉，如此则不会有遗漏了。先从右寸开始，然后右寸与右关之间→右关→右尺→尺后1、2、3、4、5[2]。

下面我仅举几个部位切脉顺序以示范例。

（一）右寸部为例

由Y-C-NO.1、NO.2、NO.3、NO.4、NO.5位开始。

Y-C-NO.1位垂直切，然后尺侧切、桡侧切。

Y-C-NO.2位垂直切；前半部切、尺侧切、桡侧切；后半部切、尺侧切、桡侧切。

[2] 尺后1诊髋，尺后2诊大腿，尺后3诊膝，尺后4诊小腿，尺后5前半段诊踝、后半段诊脚。

Y-C-NO.3 位垂直切。

Y-C-NO.4 位，先垂直切，然后尺侧切、桡侧切。

Y-C-NO.5 位，先垂直切，然后尺侧切、桡侧切。

视频 11 左尺 NO.1、NO.2 位切脉法

（二）左关为例

Z-G-NO.1、NO.2 位，胆囊，垂直切；女性乳房，先垂直切，然后尺侧切、桡侧切。

Z-G-NO.3、NO.4 位垂直切。

Z-G-NO.5 位垂直切。

视频 12 左尺 NO.3、NO.4 位切脉法

（三）左尺为例

Z-CH-NO.1、NO.2 位，垂直切。

Z-CH-NO.3、NO.4 位，男性垂直切；女性先垂直切，然后尺侧切、桡侧切。

Z-CH-NO.5 位，先垂直切，然后尺侧切、桡侧切。

其余部位严格按照这个顺序进行。

切脉是一个费时间、费脑筋的事情，初学者在切上 4 ～ 5 个人以后，会头脑反应迟钝，此时建议休息几分钟，待精力得到恢复后，再进行诊断，熟悉之后就没有这样劳累了！

02 各论

第一章 右手寸关尺脏腑组织反映点分布

第一节
右寸部（Y-C-部）

第二节
右寸与右关之间半部（YC-YG-之间半部）

第三节
右关部（Y-G-部）

第四节
右尺部（Y-CH-部）

第五节
右尺部后 1 半部（Y-CH-H-1 半部）

第六节
右尺部后 2 部（Y-CH-H-2 部）

第七节
右尺部后 3 半部（Y-CH-H-3 半部）

第八节
右尺部后 4 部（Y-CH-H-4 部）

第九节
右尺部后 5 部（Y-CH-H-5 部）

关于点位详解，我们从外到内、由表及里进行讨论。先从右寸肺卫开始。

第一节

右寸部（Y-C-部）

右寸部涉及多个器官组织：肺、头部（颅骨、头皮软组织）、额窦、筛窦、上颌窦、颈部、胸椎背部、咽喉部、右心（右心的心肌损伤、三尖瓣受损）。

肺，位于胸中，左右各一，右为三叶，左为两叶，呈分叶状。与心脏同居胸中，上连气管，并通于鼻窍。

肺主一身之气和呼吸之气，参与宗气的形成，并调节气机的升降出入；“肺朝百脉”，全身的血液通过经脉汇聚于肺，其生理作用是助心行血，这一功能对于脉象的形成非常重要。

肺主气属卫，卫气具有调节毛孔、汗液、体温的作用，具有卫外之功。如果肺气虚弱，卫气不足，卫外功能受其影响，则六淫之邪乘虚而入。

额窦、筛窦、上颌窦、鼻腔、咽喉与皮肤、肌腠同属于肌表。额窦位于两眉头之上，筛窦位于眉头之下睛明穴处；上颌窦位于鼻翼两旁颧骨之下。为外感六淫之邪气首当其冲的侵犯地。

颈部、背部亦属肌表，亦为外感六淫之邪侵犯之地。

咽喉，《灵枢·忧恚无言》云：“咽喉者，水谷之道也；喉咙者，气之所以上下者也。”右寸所属咽喉，在此处特指气管，为人体呼吸的重要通道。

视频13 鼻窦切脉法

一 Y-C-NO.1位

（一）正切位（也叫垂直切）

正切位即医生指腹垂直按压Y-C-NO.1位，脉搏细或者粗大，且应指明显，主额窦、筛窦、上颌窦炎症。

如果在这个相交点上感觉到有脉搏跳动（无论何种情势，均属病态）就说明有鼻部的问题（因在正常情况下此位不能触知脉搏）。

如果正切位脉管细，则病患在额窦和筛窦（因为额窦、筛窦略小于上颌窦，且位置相距接近，所以切脉便在同一个相交点）；如果正切位脉管较粗则病患在上颌窦。

注意：如果鼻部没有问题，此点位没有脉搏跳动，这是我们诊断鼻部有没有问题和有问题治疗后判断疗效的依据。

正切位相交点，即Y-C-NO.1位的相交点，是鼻部、肌腠反映部位。

［脉点分析］

此相交点主鼻部和肌表腠理的问题。

外感六淫侵犯人体，可从肌腠，亦可从鼻部开始。

皮肤、肌腠受邪，通过浮络、孙络，再通过经脉进入组织器官脏腑，则先有肌表洒淅恶寒之感，后有头昏、头痛，鼻、咽、喉甚至脏腑的症状。

鼻部受邪，卫气闭郁，不能宣泄，则先有鼻部的鼻塞、打喷嚏、流鼻涕，然后有恶寒、发热、头昏头痛等肌表症状。

Y-C-NO.1位的相交点上出现细而滑的脉象。脉搏细滑，主过敏性鼻炎。

在肌表，脉细则为湿邪侵袭。湿为阴邪，阻碍阳气温煦。因而，湿邪阻滞，久滞为饮，饮邪流动，则细脉兼见滑脉。

症状描述：过敏性鼻炎病员若突然闻到冷热空气，或汽车尾气、灰尘，或辣椒气味，或工业气体等物质刺激，鼻腔发痒，喷嚏连连，然后流清水涕，数秒或数十秒钟缓解，且没有恶寒发热、头身疼痛的表证；部分患者微恶风寒，特别容易与感冒混淆，值得注意。好发季节：一般一年四季均有发生，但是以春天多见；好发地域：多见于大城市。

注意：过敏性鼻炎，在临床上被我们许许多多的中医当作是感冒，当然就按照感冒治疗，医治几个月没有效果，甚至越治疗越严重（解表之品发汗伤及正气，营卫皆虚，卫外之气受损，卫外之力则下降，复感外邪，过敏和感冒同时并存，使过敏难于治愈）。

（二）尺桡侧切

右寸部尺桡侧切确定患者左、右侧组织器官的病变。

［脉点分析］

如果我们在正切位切脉，应指明显，就可以确定鼻部的问题。那我们又如何知道是额窦、筛窦、上颌窦呢？根据脉管分布，脉气布散，上颌窦窦腔略大于额窦和筛窦的窦腔。所以，上颌窦脉粗，筛窦、额窦脉细。

还有，我们又如何知道额窦、筛窦和上颌窦的左右侧的病变问题呢？根据患者右手尺侧应患者左侧身半组织器官、桡侧应患者右侧身半组织器官的理论，我们采取侧切法。无论脉管壁搏动细小还是粗大，只要搏动有力且大于另外一侧的，有力侧则为患侧。

如果尺侧切，脉管搏动细而有力，主患者左侧的额窦或者筛窦有病变。如果桡侧切，脉管搏动细而有力，主患者右侧的额窦或者筛窦有病变。

如果桡侧切，脉管搏动粗而有力，主患者右侧上颌窦有病变；如果尺侧切，脉管搏动粗而有力，主患者左侧的上颌窦有病变。

另外，两侧均有力，则两侧都有病变。

两侧均有力而一侧脉搏力度大于另一侧，说明两侧均有问题，而力度更大侧重于另一侧。

这六个点位任何一个点位有问题，相应的头或面部就会有不适感或者疼痛。如果没有疼痛，医者可以进行检查，此点必有压痛。

症状描述：①额窦、筛窦病变：病员常有前额不适，往往受凉后加重，患者常觉额头沉重，时常喜按压；部分人没有任何感觉，当医者检查按压额窦、筛窦部位时，病人才觉得胀或者疼痛；部分人眼睛干涩（医生给他讲可能是眼干燥症或干燥综合征）；部分病员记忆力严重减退。②上颌窦病变：患者颧弓下面部或左或右有不适感，或者胀，或者疼痛，流黄色黏稠涕或白色黏稠涕，量多，鼻塞，一侧鼻塞于晚上睡觉时更明显。

治疗建议：透脑止涕法，加温阳化饮或清肺泄热。

方剂选择：无论额窦、筛窦，还是上颌窦，都可以用苍耳子散加味治之。苍耳子散重用白芷、辛夷（有一个芎芷石膏汤，大家就应该明白我说的重用白芷的意思了），加羌活、川芎；上颌窦炎流黄涕，苍耳子散（不局限于此方），加金银花、连翘、鱼腥草、黄芩、栀子；上颌窦炎流白稠涕，加贯众、荆芥、紫苏或麻黄、桂枝。

二 Y-C-NO.2位

视频14 右寸颈胸椎切脉法

（一）正切位

Y-C-NO.2位相交点的正切位为咽喉所主。

此相交点在咽喉有两种情况，一是咽喉的急慢性炎症（慢性炎症脉缓，急性炎症脉数）；二是变应性咽喉炎（过敏性咽喉炎）；三是颈椎及颈肩部肌肉病变；四是胸椎及背部肌肉病变。

1. 急慢性炎症　相交点：正切位Y-C-NO.2位相交点。

［脉点分析］

Y-C-NO.2位相交点的正切位，出现有力的脉象即为炎症。因为外邪入侵咽喉，稽留未去，肺气与之相争，故而脉象搏动有力。如寒邪稽留，寒邪伤人阳气，又主收引，脉管收缩，脉搏变细，则成紧脉感；如受热邪，热则脉张，脉搏变粗，热邪推动血气流行加速，故而脉来大数有力。所以中医辨咳嗽有寒咳和热咳之分。

症状描述：寒咳则声音低沉，咳吐白色痰涎，咽喉色泽偏淡，扁桃体无肿大，恶寒怕冷；热咳咳声清亮，咳吐痰液色黄黏稠，咽喉色泽发红，扁桃体充血肿大，或扁桃体无肿大但扁桃体窝充血发红明显，可有发热、微恶风寒等全身症状。

2. 过敏性咽喉炎　相交点：Y-C-NO.2 位相交点。

［脉点分析］

Y-C-NO.2 位相交点的正切位，脉搏滑利。过敏性咽喉炎，亦为多种外来不良淫邪，常以风邪为主邪，兼见寒邪、热邪侵犯咽喉，久稽不去而发病。风兼寒邪，寒邪伤阳，阳失去温煦布散之职，则湿邪停留，久而湿聚为饮，饮邪流动，则脉来滑利。寒邪伤阳，湿邪阻滞，气机流行缓慢，故而脉来缓慢。

而水饮所致过敏，脉来缓细滑；风兼热邪，侵犯咽喉，热则伤津，咽喉津液不能布散，热邪推动血气流行加速，则脉来数而细滑。

症状描述：风寒水饮所致过敏，患者夜间常有咽喉不适感，或干涩，或咽喉瘙痒，干咳，咽喉发紧，咳嗽后缓解，咳吐白色涎液，或白色透明块状分泌物，舌苔白腻。

风热饮邪所致过敏，患者咽喉干燥，灼热，胸骨后瘙痒，甚至横膈肌附近瘙痒，夜间咽喉干涩刺痒，干咳，咳吐黄色涎液，或黄色透明块状分泌物，舌苔黄厚干燥或者黄厚腻。

不论白腻苔，还是黄腻苔，一旦过敏因素解除，舌苔就能正常。

大家以后在临床观察，凡是左侧咽喉干痒，舌头右侧出现黄腻苔或白腻苔；凡是右侧咽喉干痒，舌头左侧出现黄腻苔或白腻苔，所以喉咙与舌苔出现交叉反映现象。

3. 颈椎病变　相交点：Y-C-NO.2 位前半位相交点，是颈椎、颈部肌肉及肩部肌肉反映点。

［脉点分析］

正切位在 Y-C-NO.2 位前半位相交点，是颈椎及颈椎附近肌肉和肩部肌肉的反映点。如果脉搏大而弦，或为风邪入侵手少阳三焦经为患，引动痰湿上犯头部

（清窍）。

症状分析：患者在感受风邪或风寒之邪后，将会出现头昏、眩晕或视物晃动感觉，伴有面色苍白，出汗（风性开泄），恶心，呕吐。

治疗建议：可以用小柴胡汤（不局限于此方）加天麻、钩藤、菊花、葛根、川芎、防风等。

注意1：外感风寒之邪，最先入侵足太阳膀胱经，如果没有治疗或治疗没有效果，其邪则会循经络入侵手少阳三焦经，手少阳三焦经不解，则入侵足少阳胆经，再入侵于胆，胆气不和而侵犯于胃，导致胆胃不和，胃气上逆。此时，患者不但有两侧头痛、眩晕，还会有恶心、呕吐。此时，脉象不仅仅在Y-C-NO.1、NO.2位有弦脉，而且在Z-G-NO.1、NO.2位（胆气犯胃），Y-G-NO.1、NO.2位（胃气上逆）两个相交点均出现弦而粗的脉象。

注意2：颈椎问题经常出现眩晕、恶心、呕吐，因为足少阳胆经受累，在眩晕停止后，就应该再继续治疗胆囊病变。或者胆囊现在没有问题，则将来出现胆囊病变的概率非常高。

4. 胸椎病变　相交点：正切位，Y-C-NO.2位后半位相交点。

［脉点分析］

颈椎之下为胸椎，所以Y-C-NO.2位为胸椎反映点。正切位，Y-C-NO.2位后半位相交点，脉搏跳动应指明显，是胸椎及其两侧肌肉发生病变。多因为感受寒邪或风寒之邪，寒主收引凝滞，伤人阳气，致使患者背部肌肉痉挛，椎体错位。

症状描述：患者有背部寒冷疼痛，肌肉强痛僵硬，部分患者胸前疼痛或心前区疼痛，容易误会为心绞痛；部分患者呼吸欠通畅，或深吸一口气才会舒适，也会误认为肺部出现病变。

治疗建议：当归四逆汤（不局限于此方）加羌活、姜黄、川芎、乌药等治之，可以同时配合骨科脊柱整复恢复至生理位。

我们应当注意：Y-C-NO.2位之前半部为颈椎反映点，后半部为背部胸椎的反映点。

（二）侧切位

相交点：Y–C–NO.2 位的桡侧与尺侧的相交点。

［脉点分析］

侧切从桡动脉的两侧去感受脉搏跳动的力度，此相交点是手少阳三焦经的循行路线。在诊脉的时候，医者主要注意 NO.2 位桡侧和尺侧的力度、脉搏动时的粗细。

患者 Y–C–NO.2 位相交点桡动脉的桡侧力度大，而桡动脉尺侧的力度柔和，说明患者右侧头部有疼痛或胀痛；患者前臂尺侧桡动脉力度大而桡侧力度柔和，说明患者左侧头部有疼痛或胀痛；如果患者前臂桡动脉桡侧力度大于尺侧，而桡动脉的尺侧力度比之柔和有力，说明两侧头部均有疼痛，而右侧重于左侧；如果患者前臂尺侧桡动脉力度大于桡侧，而桡动脉的桡侧力度超过柔和度，说明患者左侧头痛甚于右侧；如果桡动脉两侧力度均大于正常脉的柔和，说明患者两侧头部头痛程度一样重。

症状描述：头部的一侧或两侧，肩部的一侧或两侧，或左侧重于右侧头痛，或右侧重于左侧头痛，按压两侧头部的颞侧、耳根、两侧颈部肌肉以及风池穴处，都有压痛，或左右肩部肌肉痉挛紧张，痉挛疼痛和压痛。

治疗建议：若果脉象大而有力，多为风邪入侵手少阳三焦经。小柴胡汤加防风、羌活、秦艽、葛根、蔓荆子、菊花等。

注意：Y–C–NO.2 为颈胸椎 (颈椎反映点在 Y–C–NO.2 前半位、胸椎反映点在 Y–C–NO.2 后半位）、手少阳三焦经（左右颈部和风池穴、左右颞部）的反映点。

三 Y-C-NO.3 位

Y–C–NO.3 位，为右心的反映点。

［脉点分析 1］

Y–C–NO.3 位，正常脉搏跳动柔和，指力与搏动相交跳动即可隐没。如果指力与脉搏相交，搏动力度不减或增强，右心一定会出现问题。

症状描述：搏动有力而兼见心律紊乱，患者会出现心累、心悸，面色苍白，人软乏力，胸闷气紧，呼吸困难，时时需深吸一口气才舒适。多见于病毒性心肌炎的患者。

治疗建议：抗病毒 + 抗变态反应 + 保护心肌，多可治愈。感受风寒，应该使用辛温解表加蜂房、秦艽、大枣等；感受风热，应该使用辛凉解表加丹皮、紫草、生地、赤芍等；寒邪伤阳，心阳不足则心跳缓慢，护心则可加姜、桂、附、辛等；热邪伤阴，则心阴血不足，护心则可以加麦冬、天冬、太子参、柏子仁。气短乏力，无论阴阳皆可以加党参、黄芪、西洋参、白术等；心悸，皆可以加酸枣仁、茯苓、茯神、远志等。

参附注射液和生脉注射液随辨证用药，二者皆是护心良药。

［脉点分析 2］

Y-C-NO.3 位，正常脉搏跳动柔和，指力与搏动相交跳动即可隐没。如果指力与脉搏相交，脉搏细而又如实心橡皮筋，或粗大而按之坚韧短促，考虑三尖瓣受损，三尖瓣关闭不良；或右心房室病理性扩大，三尖瓣相对关闭不全。

症状描述：患者出现心累、心悸、气短乏力，面色苍白，如果脉搏按之坚韧短促，此时心脏的三尖瓣区域心音增强（我们牙齿咬一根橡皮筋一手使劲儿牵拉直至绷紧，另一只手弹拨发出的声音极似），第一心音和第二心音不能分清。

治疗建议：在抗病毒、抗变态反应、保护心肌等治疗基础上加软坚散结、活血散瘀，或平喘泻肺缓解支气管痉挛，减轻右心负荷。

四 Y-C-NO.4、NO.5 位

双肺部的反映点。相交点：Y-C-NO.4、NO.5 位和尺、桡侧切位。桡侧为右肺的反映点；尺侧为左肺的反映点。

［脉点分析］

Y-C-NO.4 位，如果脉粗大有力而涩，多为慢性阻塞性肺气肿，此病多为寒邪或风寒、风热之邪入侵肺部，产生痰瘀而阻塞肺气，导致清气和废气出入不畅，长期如此则胸廓变形，咳嗽痰喘不绝。

Y-C-NO.5 位反映肺部实质性病变，如果脉搏细而按之坚韧，犹如实心的细的橡皮筋样，此脉多为寒邪或寒湿之邪长期羁留肺部，致使肺部气滞、血瘀、痰凝胶结为患，而为结节、纤维化。

症状描述：①慢性阻塞性肺气肿：患者长年累月咳嗽，咳痰，气喘，上楼梯喘息更甚。双唇发绀，甚者面部、耳朵、双手指发绀。胸廓变形（正常胸廓：前后径：左右径 =1：1.5，肺气肿在逐步形成过程中，左右径变小，前后径增大而形成桶状胸）。②肺部结节：患者胸部闷或有胸部隐隐不适感，咳嗽，吐痰，双唇微绀。部分患者没有任何症状，发现于体检中。

治疗建议：对慢性阻塞性肺气肿患者，治疗意义不大，可以排痰止咳、补益肺脾肾，根据患者病情辨证，选用如三子养亲汤或泻白散加玉屏风散，归脾丸、右归丸或左归丸，灵活用方。增强患者抵抗力，延缓发病时间。

肺部结节患者，根据患者病情辨证，可以采用当归四逆汤、小青龙汤、射干麻黄汤，加祛痰散结、活血散结、补益肺脾等综合治法，缓缓图之。

第二节

右寸与右关之间半部（YC-YG-之间半部）

相交点：YC–YG–之间半部 NO.1、NO.2 位，为右侧甲状腺的反映点。

［脉点分析］

甲状腺在正常情况下，YC–YG–之间半部 NO.1、NO.2 位，脉搏柔软无力。如果一旦在此处出现脉搏呈圆点状或者豆状，或较为粗大的橡皮筋样的脉象，且脉象应对抵抗力不减弱反而更强，则提示甲状腺病变。甲状腺腺体小而且比较表浅，所以对应脉象为半位，层次也在 NO.1、NO.2 位之间。因为甲状腺受人的年龄、情绪、饮食、地区水土影响，痰瘀气滞于咽喉表浅部位，长期羁留于甲状腺不去而为结节、腺体肿大。临床除有圆点状或豆状脉象外，还要分脉搏缓慢者和脉搏急数者。

症状描述：大部分患者无任何症状，只在体检中发现。部分人颈部发现不对称，部分人有喉部疼痛；少部分人颈部甲状腺肿大，眼睛突出，汗多，手指颤抖，容易饥饿，逐渐消瘦。部分人畏寒怕冷，肢体不温，甚至手脚寒冷。

治疗建议：没有明显临床表现的患者则不需治疗，可以半年以上进行超声波追踪观察。有临床表现的患者，在辨证分清阴虚、阳虚基础上，用祛痰软坚散结、活血软坚散结法进行治疗。

第三节
右关部（Y-G-部）

右关，所属脏器：食管、胃、大小肠、脾、胰。

右关为脾胃所主。脾位于腹腔上部，膈膜之下，与胃以膜相连。胃是腹腔中容纳食物的器官，位于膈下，腹腔上部，上接食管，下连小肠。主受纳腐熟水谷，为气血之海。胃以通为降，逆则为病。

脾主运化，又主升清（清，即精微物质），能将水谷精微物质升到心、肺、头、目。脾又主统血，防止血液外溢，保持血液的正常流通。

小肠，位于腹中，上接胃的幽门，下连大肠。主受盛化物和泌别清浊。小肠接受由胃初步消化的饮食物，起到容器的作用；同时，饮食物在小肠内停留过程中，由小肠进一步消化和吸收，将水谷化为营养，将糟粕下传大肠。所以小肠为消化、吸收、形成营养物质的重要场所。

大肠，位于腹中，中医将大肠分为回肠、广肠两段，在阑门与小肠相接，下端出口紧接肛门。大肠主津液，又主传导糟粕。

胰是一个狭长的腺体，横置于腹后壁第2腰椎体平面，质地柔软呈灰红色，分为胰头、胰颈、胰体、胰尾。胰腺分泌的液体对消化蛋白质、脂肪和糖起到重要作用。

在现代中医学教学中，教材涉及胰腺的位置、形态、功能的描述极其少。我在《脉论》里面提到，脾的生理作用的绝大部分是胰腺来完成的。

比如说，低血糖，或糖尿病中偶发低血糖反应以及低血压，或胆源性胰腺炎造成的脂肪泻（都可以在Y-G-NO.3、NO.4位反映出来）等，都与胰腺密切相关。所以，我的观点就是，脾、胰虽不同脏，但在中医理论中脾胰具有相同功能。

脾胃、大小肠、肝胆、胰腺一起参与协调，共同成为气血生化之源。所以，这些脏器都能在右关部切脉中体现出来。

一 Y-G-NO.1、NO.2位

Y-G-NO.1、NO.2位是胃部、肠道、胃气上逆的反映点。

［脉点分析］

正常胃肠道的脉象只在NO.2位出现，而且脉搏柔软，脉来流利。一遇来自手指的抗力则消失，是最好的脉象。

如果在Y-G-NO.2位的脉搏力度大，甚至出现弦脉，则提示胃肠道有问题了。根据总论提出的器官大者脉粗大、器官小者脉细小的理论，Y-G-NO.2位细而弦者，为十二指肠或其壶腹部有炎症或糜烂、溃疡；而Y-G-NO.2位脉搏粗大，搏动有力者，则考虑是胃的问题。

此处注意，胃气以下降为顺，脾气以升清为宜。胃一旦出现病理改变，则易胃气上逆，脉搏从Y-G-NO.2位上浮至Y-G-NO.1位（又注意，胆气犯胃，Y-G-NO.1、NO.2位，Z-G-NO.1、NO.2位都会有脉搏出现），而且NO.1位的脉搏力度也有力或者也出现弦脉。所以Y-G-NO.1、NO.2位主要是胃、肠道的反映点。

如果右关Y-G-NO.1、NO.2位脉搏细有力或紧，为寒邪初入肠道，尤其十二指肠是首当其冲的脏器。

症状描述：胃肠道问题常常与饮食密切相关，或生冷、或辛辣、或冷热兼进、或饥饿、或暴饮暴食、或偏食等。①胃：左上腹出现胀满不适，好似饮食难以消化，或泛酸、嗳气，或饭后难受，或饭后三四个小时还觉得饱胀不消（注意：这个表现的脉象是Y-G-NO.1、NO.2位粗大弦，幽门螺杆菌阳性的可能性最大）。②肠：胃脘（中上腹）不适，或者隐隐作痛，常常在饥饿或饮食生冷之后发作，喝热水后或饭后隐痛消失，身体多消瘦，怕冷、易感冒、血小板减少、低血压、低血糖（我称之为三低一感冒）。

治疗建议：在胃者，寒热互结，中虚气滞。半夏泻心汤（不局限于此方）加藕节、砂仁、枳壳可也。兼胆囊问题，合四逆散（不局限于此方）。寒邪初入肠道，寒凝气滞血涩，宜散寒止痛，行气活血，如良附丸（不局限于此方）加味。外感六淫之寒是无形之寒邪侵犯，散寒行气活血即可。还要注意，生冷冰冻饮食入侵，则宜在前治法基础之上，再加消食导滞效果更佳，因为它是有形之寒邪。久病，则宜健脾益气或温中益气，兼化湿散寒、宽中理气。

Y-G-NO.3、NO.4位

相交点：Y-G-NO.3、NO.4位，是脾脏的反映点。

［脉点分析］

Y-G-NO.3、NO.4位大、空、无力或细小无力，均为脾阳、脾气（中阳、中气）亏虚。中阳亏虚（脉搏粗大中空无力为中阳虚）无力温煦；中气不足（脉搏略小无力为中气虚）无力运化，阳虚则易受寒凉，气虚则内湿停留。此脉即为虚中兼实。

症状描述：患者长年累月大便稀溏（色黄为中气虚），或大便颜色呈菜色（中阳虚），或饭后即欲大便，或肛门坠胀（为中气下陷），人消瘦，经常乏力气短，面色萎黄，四肢欠温等。

治疗建议：临床中阳亏虚兼寒邪入侵为最多，以理中丸（不局限于此方）温补中阳，加丁香、吴茱萸散寒止痛；菜色大便者加肉桂、荜茇；中气不足兼泄泻者，以四君子汤（不局限于此方）加制肉豆蔻、吴茱萸、石榴皮、补骨脂、乌梅；兼大便水泻者，加山药、石榴皮、炒车前子。

二 Y-G-NO.4、NO.5位

相交点：Y-G-NO.4、NO.5位是胰腺的反映点。

［脉点分析］

正常Y-G-NO.4位柔软无力，指力下沉至此应该没有脉动，NO.5位更应该没有脉动。

如果患者在空腹的时候或者餐后两小时后（注意生物化学是分析血糖的关键），在Y-G-NO.4位出现大、细、有力或弦，或快数，或缓慢，均是糖尿病的脉象。我们可以根据脉动力度的强弱、至数的快慢、脉象的粗细，大概判断血糖的高低数值来，为我们临床治病作参考。

如果在Y-G-NO.5位（指力一定要到达右关部的筋骨）仍然出现橡皮筋一样或点状实心脉象，则要考虑胰腺上面有新生物的可能，此时应该建议进一步检查（比如CT）以明确诊断。

症状描述：糖尿病患者大多数可以没有典型的多食、多饮、多尿、消瘦（体重下降）等三多一少的临床表现，便秘或便溏泻，或小便浑浊，或皮肤瘙痒，或指端麻木等。但是不论空腹还是餐后两小时测量血糖都高于正常值，还要注意糖化血红蛋白的检测，这对糖尿病后期并发症检测大有裨益。胰腺新生物患者，可能出现上腹部或左上腹胀满，大便排泄不畅，常常人软乏力，精神疲惫。左上腹柔软，但压痛明显，无放手痛和腹肌紧张。部分患者左上腹疼痛，食欲差，入量少，逐渐消瘦，疼痛逐渐加重。部分患者可能出现巩膜发黄或皮肤黄染。

治疗建议：糖尿病患者首先要节制饮食，从减少入量开始，不食甜食和油腻食品、饮料，多吃蔬菜、粗粮、魔芋，适当食用瘦肉、淡水鱼。水果的含糖量比较高，所以我主张水果也属于禁食之列。运动锻炼必不可少，而且要逐渐加量。年龄尚轻者，运动量要大，如慢跑；年龄偏大者，我主张快步走。可以将药食两用的物品制作成食品补充剂长期食用，对血糖指标略高的患者使用。中药治疗多从肺、脾、肾、肝辨证论治，或养阴、或益气、或清热，或选用恢复胰岛功能的中药、或选用膳食纤维含量高的中药、或选用直接能够降低血糖的中药进行治疗。糖尿病是难治性疾病，治疗很难起到效果，又很难稳定。如饮食、情绪、睡眠、感冒等稍有不慎，指标则随时反弹。糖尿病是一个并发症多的疾病，一旦患有该病，血脂的代谢问题、血管硬化的问题、重要脏器供血供氧问题就会逐渐出现。所以治疗该病，先期治疗就要注意后面的并发症，因为中医中药有这方面的优势。

胰腺新生物，医生一旦发现此脉，应该嘱咐患者去医院做相关检查后，确定后续治疗方案。

第四节

右尺部（Y-CH-部）

肾脏，位于腰部脊柱两旁，左右各一，外形如豇豆（中药女贞子外形亦与肾脏十分相似）。与膀胱、骨和髓、腰、骶、脑、头发、耳具有密切联系。

肾脏的主要生理功能：藏精，能够维持人体生长发育、生殖以及其他脏腑功能活动。

《难经·三十六难》指出：“肾两者，非皆肾也，其左者为肾，右者为命门。”

右肾属于阳和气，脏腑的阳和气，具有温煦、固摄等功能。所以右尺诊断肾的阳与气。阳气具有温煦作用，肾阳虚则腰以下肢体欠温暖，或者有寒凉感；肾气具有固摄功能，肾气虚则膀胱失约，多尿、遗尿，带下清稀量多，或滑精、梦遗等（此所谓：阳化气）。

左肾属于阴和精，阴精具有滋养功能。人体男女的阴液、精细胞、卵细胞都需要肾阴、肾精的滋养。肾阴亏虚或肾精亏虚则腰以下肢体酸软乏力，耳鸣，头晕，或精液量不足，畸形、死亡精子比例增加，或卵泡发育不良，如卵泡呈椭圆形，或卵泡偏小。所以我们在左尺部诊断肾的阴与精（此所谓：阴成形）。

肾虽然主一身阴阳，但肾有肾阴、肾阳、元阴（精）、元阳之分。各自具有不同生理功能和病理反应。

就肾阴、肾阳、元阴（精）、元阳谈谈我个人的见解：

肾阴：即肾脏本身的阴，能够濡润自身和全身五脏六腑之阴，为人体阴液的根本。

肾阳：即肾脏本身的阳，能够温煦自身和全身五脏六腑之阳，为人体阳气的根本。

元阴（精）：元阴来自父母先天所授，得后天水谷精微之滋养而充盈。

元阳（命门）：元阳亦来自父母先天所授，得后天水谷精气之煦养而旺盛。

肾阴、肾阳与元阴（精）、元阳（命门）具有本质之不同，所以其所主功能不同。其实古人早就给我们分得清清楚楚，如肾阴亏虚的六味地黄丸等、肾阳亏虚的肾气丸等；元阴（精）亏虚的左归饮（丸）等、元阳亏虚的右归饮（丸）等。

所以，肾阴、肾阳维持脏腑功能之阴阳；元阴（精）、元阳（命门）维持着人体的生殖功能。肾阴、肾阳与元阴（精）、元阳二者具有本质之不同，但又互相维系，互消互长。

《难经·三十九难》指出：“命门者，精神之所舍也；男子以藏精，女子以系胞。”命门藏精舍神的功能，实为肾主生殖的重要功能。

腰为肾之府与骶紧密相连，下接大小腿和髋膝踝脚，我个人觉得腰骶以下肢体皆与肾相关。

一 Y-CH-NO.1、NO.2 位

Y-CH-NO.1、NO.2 位是腰骶部肌肉、血管、神经、筋膜等软组织和骨骼的反映点。

Y-CH-NO.1、NO.2 位前半位为腰部肌肉、血管、神经、筋膜等软组织和骨骼的反映点；Y-CH-NO.1、NO.2 位后半位为骶部肌肉、血管、神经、筋膜等软组织

和骨骼的反映点。

［脉点分析］

Y-CH-NO.1、NO.2 位前半位和后半位的正常脉象是：脉搏搏动和缓柔软，医者指力与之相对抗，则脉搏力度锐减或消失。

当腰部受湿邪或寒湿之邪侵袭，则邪气通过腰腹部的络脉入侵经络、肌肉。因外邪表浅，则在 Y-CH-NO.1、NO.2 位前半位和后半位出现细脉或紧脉。

还有湿邪或寒湿之邪入侵腹部，邪气通过络脉进入经络足太阴脾经，可以出现大腹和腰部症状；还有湿邪或寒湿之邪入侵脐腹部，通过络脉进入经络足少阴肾经，出现脐腹部与骶部疼痛。其脉象就不会仅仅在 Y-CH-NO.1、NO.2 位前半位和后半位了，还会牵涉到 Y-G-NO.1、NO.2 位了。

又有妇科疾病、男科疾病引起的腰骶部疼痛者，不但 Y-CH-NO.1、NO.2 位前半位和后半位出现细脉、紧脉、弦脉，也会在 Z-CH-NO.3、NO.4 位出现有力脉或弦脉。因为，腰骶的疼痛正是由 Z-CH-NO.3、NO.4 位的特定脏器女性附件和男性前列腺病变引起的。

症状描述：①湿邪或寒湿入侵腰部：患者腰部沉重酸软或腰部牵扯样疼痛，腰部肌肉僵硬，前后不能俯仰，左右不能侧弯，动则痛甚。②腹部受邪：腰腹部均有疼痛，腰腹部肌肉痉挛，推拿时疼痛，兼有大便稀溏，排泄不畅，腹部胀满。③妇科、男科：均有腰骶部酸软疼痛或牵扯样疼痛，妇科则有整个下腹部胀满疼痛，左右下腹部有压痛；男科则阴囊潮湿、排尿不畅，尿流变细，或会阴胀满隐痛等。

治疗建议：第一，湿邪、寒湿之邪入侵腰部，宜使用拔罐、灸条、针刺或热生姜拍烂布包裹熨腰部；第二，腰腹受邪，祛除足太阴脾经和足少阴肾经的湿邪或寒湿之邪，如理中丸和麻黄附子细辛汤，久病则使用独活寄生汤加减治之（不可拘泥于使用这几个方剂）；第三，男科多从前列腺炎症入手、妇科多从两侧附件炎症入手治之（清热利湿、散寒除湿、清热燥湿、温阳活血等），腰痛可愈。

二 Y-CH-NO.3、NO.4 位

相交点：Y-CH-NO.3、NO.4 位，是肾气肾阳的反映点。

［脉点分析］

肾气主固摄尿液和精带，肾阳主温煦胞宫（子宫）、煦养精、卵。正常脉象是：搏动柔软，脉管粗细适中，医者指力对抗脉搏的力度锐减或消失。

Y-CH-NO.3、NO.4 位，脉搏细软无力，医者指力对抗即刻消失，指力上浮，亦不见搏动，为肾气虚；Y-CH-NO.3、NO.4 位脉搏阔大而中空无力，为肾阳虚。

症状描述：①肾气虚：腰膝酸软，头昏乏力，耳如蝉鸣，遗精、滑精、早泄，或遗尿，或白色清稀白带量多，或阴道有下坠感等（需结合左尺部脉象联合分析）。②肾阳虚：腰膝酸冷，腿脚不温，或夜尿频多，或精液清冷、卵泡发育不良等（需结合左尺部脉象联合分析）。

治疗建议：①肾气虚：缩泉丸、二仙汤等（不局限于此方）加减。②肾阳虚：右归丸、右归饮等（不局限于此方）加减。

第五节

右尺部后 1 半部（Y-CH-H-1 半部）

相交点：Y-CH-H-1 半部，即腰骶部与大腿之间的脉点位置，是髋关节的反映点。此反映点没有脏腑组织器官，则没有层次分属。正常情况下，此反映点没有脉搏跳动。所以无论脉位深浅，凡是能够在此点感受到脉搏跳动，即是反映髋关节的问题所在。

［脉点分析］

Y-CH-H-1 半部，因为髋关节没有脏腑组织器官，因此，此反映点没有五个层次之分，而且必须注意：正常时候，这个部位是没有脉搏跳动的。

如果一旦此反映点出现脉搏跳动，就说明髋关节的肌肉等软组织或髋关节发生了病变。我们可以通过尺侧或桡侧跳动力度确定左右髋关节的疼痛；也可以实行右手定右侧髋关节，左手定左侧髋关节。

根据受邪性质确定脉象，湿邪则脉细；寒邪则脉紧；滑脉则要注意髋关节腔内是否有积液（这个脉象出现，一定要请患者去骨科做相关检查）；涩脉兼见橡皮筋一样的脉象，要注意股骨头的问题，亦需做骨科相关检查。

症状描述：一侧或两侧髋关节隐痛，或持续疼痛，或牵扯样疼痛，疼痛轻微，行走不受限制；疼痛严重且持续，疼痛直至骨骼，或股骨挤压痛，受寒凉则疼痛加重等。

治疗建议：最初发病疼痛轻微，仅仅是关节附近软组织疼痛，可以采用拔罐、灸条、针刺等疗法；或股骨头供血不良，可以用独活寄生汤加味、小活络丹加味进行治疗（根据患者病情辨证，治疗时不拘泥此两方）。关节腔积液，我认为是水饮所致，所以，我们可以采取温阳化饮之法，吸收积液。

第六节

右尺部后 2 部（Y-CH-H-2 部）

相交点：Y-CH-H-2 部是大腿反映点。此反映点没有脏腑组织器官，没有层次分属。所以凡能在此点感受到脉搏跳动，即是大腿的问题所在。

［脉点分析］

Y-CH-H-2 部，整个手指满部是大腿反映点。此部仍然没有脏腑组织器官，正常状态下没有脉搏跳动。

如果一旦此反映点出现脉搏跳动，就说明大腿肌肉软组织发生了病变。我们可以通过实行右手定右侧大腿、左手定左侧大腿的诊法。注意一点，髋关节没有内外之分，而大腿有内侧、外侧之分，我们又怎么样诊断大腿内外侧的疼痛呢？可以在患者右手诊断，患者右手的尺侧可诊患者右腿的内侧；患者右手的桡侧可诊患者右腿的外侧。左手亦采用此诊法。

一般来说，人体大腿常常因为受到寒凉、潮湿环境的寒邪、湿邪侵犯，脉象会出现紧脉或细脉。

症状描述：患者大腿内侧或外侧疼痛，或内侧和外侧同时疼痛。感受了寒邪，寒邪伤阳气，具有凝滞、收引的特性。所以致病后，患者感觉大腿冷痛，大腿皮温低，牵扯样疼痛，肌肉紧痛，按摩时肌肉痉挛；或感受了湿邪，湿邪具有下趋、沉重、阻滞气机的特性，所以患者有大腿沉重、酸痛、胀满不适等临床表现。

治疗建议：寒邪者，温阳散寒，当归四逆汤（不局限于此方）加味；湿邪者，健脾渗湿，如薏苡仁汤（不局限于此方）加味或四妙散（不局限于此方）加味（四妙散根据病情分析，要调整苍术和黄柏用量的比例，脉细缓或细迟，苍术量大于黄柏；脉弦数者，黄柏量大于苍术）。

第七节

右尺部后 3 半部（Y-CH-H-3 半部）

相交点：Y-CH-H-3 半部是大腿与小腿之间半部，是膝关节反映点。此反映点没有脏腑组织器官，因此没有层次分属。

所以凡能在此点感受到的脉搏跳动，即是膝关节问题的所在。

［脉点分析］

因为膝关节和大腿、小腿比较起来要短得多，所以它不能占满一个整部。

在人体正常状态下，膝关节反映点也是没有脉搏跳动的，一旦医者的手指在膝关节反映点感受到脉搏跳动，就说明膝关节已经出现问题了。

脉搏跳动虽然无力，但还能感受到跳动，就要注意膝关节的退行性变化；如果是细脉，要考虑是湿邪入侵膝关节；如果是紧脉，就要考虑膝关节受到寒邪的入侵，如果是细滑脉，要注意关节腔内积液可能。

症状描述：①退行性改变。这一改变，是肝肾亏虚所致。由于肝肾精血不足，不能很好濡养关节，则双膝关节酸软乏力，尤其上楼梯酸软尤甚，一般 60 岁左右女性最为常见。②湿邪侵袭。长期居住在潮湿之地或受风雨，关节被外感六淫湿邪侵入，则膝关节酸软沉重，甚至关节肿胀，行走吃力。③寒邪入侵。寒为阴邪，伤人阳气，又主收引、凝滞，影响关节气血流通濡养，更影响阳气温煦膝关节。因而患者出现膝关节寒冷，疼痛，遇冷疼痛加重，屈伸受限，关节皮温降低。④关节腔积液。患者膝关节长期受到寒邪、湿邪稽留影响，关节不能受到阳气温煦，气血濡养，水湿之邪停留关节，则关节肿胀疼痛，活动受限。

治疗建议：①退行性改变。补益肝肾是常用之法，独活寄生汤加减（不局限于此方）。②湿邪所致。健脾除湿，薏苡仁汤加减（不局限于此方）。③寒邪所致。当归四逆汤合右归丸加减（不局限于此方）。④关节腔积液。补益肝肾加温阳化饮之法，比抽吸积液更能获得效果，如独活寄生汤、苓桂术甘汤。

注意：临床治病，要根据患者具体情况，不可拘泥我推荐的方剂，要灵活运用才能获得好的效果。

第八节

右尺部后 4 部（Y-CH-H-4 部）

相交点：Y-CH-H-4 部，是小腿反映点，因为小腿与大腿一样长短，比起髋膝长多了，所以为一个满部。此反映点没有脏腑组织器官则没有层次分属。所以无论脉位深浅，凡是能够在此点感受到的脉搏跳动，即是小腿的问题所在。

［脉点分析］

小腿最容易受到外来湿邪、寒邪攻击，如果是 Y-CH-H-4 位部出现细脉，要考虑是湿邪入侵右小腿肌肉；如果是 Y-CH-H-4 位紧脉，就要考虑小腿肌肉受到寒邪的入侵。

症状描述：①湿邪侵袭。长期居住在潮湿之地或受风雨，小腿肌肉被外感湿邪侵入，则小腿肌肉酸软沉重，甚至小腿水肿，胀满，行走吃力。②寒邪入侵。寒为阴邪，伤人阳气，又主收引、凝滞，影响小腿气血流通濡养，更影响阳气的温煦。因而患者出现小腿寒冷，疼痛，遇冷疼痛加重，肌肉痉挛，腿部皮温降低。

治疗建议：治疗可参看腿膝关节病变，而且需要结合温针、艾灸、按摩。

第九节

右尺部后 5 部（Y-CH-H-5 部）

相交点：Y-CH-H-5 部分为两部分。前半部分是踝关节反映点，后半部分是脚的反映点。此两个反映点没有脏腑组织器官则没有层次分属。所以无论脉位深浅，凡是能够在此两点感受到的脉搏跳动，即是足踝、脚部的问题所在。

［脉点分析］

因人类身体结构特殊及行走独特，两足及踝部承受人体重量，活动量大，又紧贴地面，所以最为容易感受湿邪、寒邪。而且，脚与踝也容易受外力损伤。

如果是 Y–CH–H–5 部，前半部或后半部出现细脉，要考虑是湿邪入侵踝与脚的肌肉、筋膜、肌腱；如果是 Y–CH–H–5 部的前半部或后半部出现紧脉，就要考虑踝与脚的肌肉、筋膜、肌腱受到寒邪的入侵。若果在此反映点出现橡皮筋或实点样脉象，要注意以前或曾受过外伤。

症状描述：①踝与脚感受湿邪：根据湿邪的特性及致病特点，脚踝疼痛，胀满不适，甚至水肿。②踝与脚感受寒邪：根据寒邪的特性及致病特点，脚踝出现冷痛、牵扯痛，活动受限，动则痛甚。

治疗建议：可采用温针、艾灸、按摩，小活络丹外用内服均可。

另外要注意的是：腰腿部肌肉关节受伤，组织在修复过程中，一定会留下痕迹，以及有伤，有寒邪入侵，一旦天气变化就会疼痛。此时在相对应的反映点上会感受到紧脉和橡皮筋样脉象的叠加脉象。

第二章 左手寸关尺脏腑组织反映点分布

第一节

左寸部（Z-C-部）

左寸部只属于心（左心）没有其他脏器，但血液（血流滞涩）、心脏动脉硬化、心肌梗死、左心脏瓣膜损害在Z-C-NO.2、NO.3、NO.4位诊断。

心位于胸腔左侧。膈膜之上，肺之下。形若莲蕊，外有心包络护卫。

心的主要生理功能：心主血、脉，主管脉管和推动血液循行。脉管称之为经脉，为血液之府，是血液运行的通道。心脏与脉管相连接，形成环闭系统。血液循行于脉中，靠心气心阳的温煦、推动，从而使血液周流不息。

心主神志，称之为心藏神，与大脑一起共同主宰人体思维、意识、精神活动。无论是心脾、肝胆、肾脏病变皆可以影响心神安宁而出现失眠、多梦。所以，诊失眠多梦在Z-C-NO.1、NO.2、NO.3位。

心脏有节律的跳动靠的是心阴（平衡阳气过剩）、心气（推动血液流行）、心阳（温煦，防止血液滞涩）、心血（濡养，提供营养物质）的相互维系。

生理情况下，心脏跳动节律相对均匀、和缓，面色红润，精神饱满充沛，睡眠充足。

病理情况下，如果心阴、心气、心阳、心血的协调受挫，则患者出现脉搏紊乱（促脉、结脉、代脉），心累心悸，甚至怔忡，面色苍白无华，胸中憋闷疼痛，或烦躁失眠，或梦魇惊恐等。

Z-C-NO.1、NO.2 位

相交点：Z-C-NO.1、NO.2 位是心脏阳气反映点；也是外邪入侵心脏的反映点。

［脉点分析］

心为火脏，但心阳偏亢或心火旺盛的时候，根据火性炎上的特性，Z-C-NO.2 位向 Z-C-NO.1 位上升。所以，反映心脏阳气的脉点在 Z-C-NO.1、NO.2 位。心为火脏，要经受风寒、风热、风寒湿、风湿热之邪的入侵，所以 Z-C-NO.1、NO.2 也是外邪入侵心脏的反映点。

正常人心脏阳气的脉象，在 Z-C-NO.1 位没有脉跳，但在 Z-C-NO.2 位脉跳柔和、脉管粗细均匀，指力抵抗即力度消失。

如果 Z-C-NO.1、NO.2 位点脉象出现脉管粗大、至数略快、搏动有力，多为心火上炎。如久食辛辣醇酒、心情烦躁，则心热内积，久积为火，火性炎上，脉从 Z-C-NO.2 位向上向外，上浮到 Z-C-NO.1 位。

如果 Z-C-NO.1、NO.2 位出现迟、紧脉，或为外感风寒之邪入侵于心。

如果 Z-C-NO.1、NO.2 位出现粗大数有力脉象，或为风热或风湿热邪入侵于心。

症状描述：①心火上炎。患者口腔干燥灼热感，或口舌生疮，口腔糜烂溃疡，舌尖红赤疼痛，或小便短少、黄赤，淋沥涩痛等。②风寒入侵于心。全身恶寒，怕风，心前区疼痛或心悸心慌，头昏头晕，面色苍白，脉迟或紧。③风热或风湿热邪入侵于心。患者发热，恶寒，周身肌肉酸痛或关节红肿热痛，脉象粗大而数，心累心悸心慌。

治疗建议：①心火上炎。养阴清心泻火，导赤散加味(不局限于此方)。②风寒入侵。温阳散寒解表，桂枝汤、麻黄汤加味（不局限于此方）。③风湿热入侵。祛风清热除湿，银翘散加秦艽、羌活、蜂房、薏苡仁等。外邪入侵，除了驱邪外出，还要加入对抗变态反应、益气温阳养心或益气滋阴养心等保护心肌的药物，并且要长期坚持治疗直至症状消失，心律恢复正常。

Z-C-NO.3、NO.4位

相交点：Z-C-NO.3、NO.4位是左心房室、心脏血管、心的阴阳气血的反映点。

［脉点分析］

（1）左心房室：正常情况下，Z-C-NO.3、NO.4位脉体粗细大小适中，脉搏柔软，脉来流利。如果脉体粗大、搏动有力或弦涩者，要考虑房室有扩大可能。比如扩张型心肌病、原发性高血压病。

（2）心脏血管：正常情况下，Z-C-NO.3、NO.4位脉体粗细适中，力度柔软，脉来流利。

如果脉体粗大而涩，提示心脏血管壁有脂质类物质沉积，比如冠心病早期。如果涩而微弦，是心脏动脉早期硬化的脉象，提示轻度心肌供血不良；如果脉流涩而力度弦，提示心脏严重供血不良或冠状动脉痉挛；如果脉体细小、弦、涩，就要注意提防心肌梗死的发生。

（3）心脏阴阳气血：Z-C-NO.3、NO.4位也是心气、心阳和心阴、心血反映点。心脏气血阴阳正常的生理脉象，脉体粗细适中、至数和缓、力度柔软、脉来流利。

1）心气亏虚：Z-C-NO.3、NO.4位上的脉象，因气虚无力鼓动脉气，故而脉来偏细且柔软无力。

2）心阳亏虚：Z-C-NO.3、NO.4位。因久病体虚或长期饮食生冷，损伤心阳，心阳不足则阴气过盛，不能温煦血液，使血液流动滞缓，所以脉来迟而无力或脉体粗大而中空无力。

3）心阴亏虚：Z-C-NO.3、NO.4位。多因为患者嗜食辛辣、炙煿、醇酒，实热内生，损伤心阴，心阴亏虚则阳气旺盛。心阴不足不能充盈脉管，所以脉来细小，阳气旺盛推动血液运行加速，则脉来数。虚阳偏盛，故而脉来少力（实热则脉来有力）。

4）心血虚：Z-C-NO.3、NO.4位。因为患者长期熬夜、思虑过度，暗耗心血，血虚不能养心，所以脉来细而无力。

症状描述：①心气不足。胸闷气短，乏力，心胸出汗，动则汗多如水。面色苍白，嗜睡，头昏头晕。②心阳亏虚。胸闷气短，心悸不安（常常出现脉搏停歇感），心胸出汗，心胸皮肤湿冷。面色青白，畏寒，四肢不温或厥冷，或心前区隐隐冷痛不适。③心阴不足。心慌心累，心跳加快，夜间潮热盗汗，五心烦热，心烦失眠。④心血亏虚。心累心悸，气短乏力，健忘，面色苍白，口唇色淡，晚上容易做噩梦，常常因梦魇而惊醒。

治疗建议：①左房室扩大。中医学认为，扩张型心肌病为外邪侵袭，循经脉内侵于心，损伤心气、心阳，导致血液运行失畅，心失所养，心肺瘀阻，应以益气温阳，活血化瘀，宣肺平喘之法进行治疗。②高血压性心脏病。建议采取镇肝潜阳、温肾潜阳或平肝补肾之法加活血化瘀（扩张外周血管，减轻心脏负荷）。③冠状动脉硬化。最理想的治疗时间是在患者有血脂增高的时候即开始控制血脂升高。中医中药里有十分理想的降低血脂、溶解脂质类斑块、分解血小板积聚形成的血栓、软化动脉血管的药物，我们在辨证的基础上配合有这些功能的中药治疗，就无往而不胜。④心脏功能。心气不足，有补中益气汤可也！注意脾气升清于心、肺、头、目这个理论。心阳亏虚，参附汤、桂枝甘草龙骨牡蛎汤、瓜蒌薤白桂枝汤、苓桂术甘汤等都可以选择使用。心阴不足，生脉饮、天王补心丹可以加减使用（不局限于此方）。心血亏虚，归脾汤、十全大补汤可以加减使用（不局限于此方）。

五 Z-C-NO.5 位

相交点：Z-C-NO.5 位，可以反映左心的瓣膜情况。

［脉点分析］

正常状态下，左寸 Z-C-NO.5 位没有脉搏跳动。一旦此处出现脉搏跳动我们就应该注意可能有左心瓣膜受损。

如果在 Z-C-NO.5 位出现：涩、实心的点状或细小实心橡皮筋脉象，就要注意二尖瓣开放、闭锁不良，或二尖瓣萎缩，或二尖瓣脱垂。建议患者做彩色超声心动图，以便排除或确诊。

症状描述：患者偶尔出现胸闷不适，偶有心前区发紧，劳累后出现心累心悸，唇色轻微发绀，休息后缓解。大多数情况下，患者没有明显心脏症状和不适。

治疗建议：瓣膜受损是不可逆的组织损伤反应，治疗效果不理想。建议劳逸结合，保养身体。二尖瓣脱垂患者，在没有明显症状的时候，注意继续观察，若出现心累、心悸或怔忡（怔忡感即心脏搏动幅度加大，患者自身有身体振动感）等症状，建议手术治疗。

第二节

左寸与左关之间半部（ZC-ZG-之间半部）

相交点：ZC–ZG–之间半部的 NO.1、NO.2 位为左侧甲状腺的反映点。

［脉点分析］

甲状腺在正常的时候，ZC–ZG–之间半部的 NO.1、NO.2 位，脉搏柔软无力而舒缓。如果在此位感觉到脉搏呈圆点状或者豆状，或较为粗大的橡皮筋样的脉象，且脉象应对抵抗力不减弱反而更强，则提示甲状腺病变。甲状腺腺体小而且比较表浅，所以对应脉象为半位，层次也在 NO.1、NO.2 位之间。因为甲状腺受人的年龄、情绪、饮食、地区水土影响，痰瘀气滞于咽喉表浅部位，长期羁留于甲状腺不去而为结节。临床除有圆点状或豆状脉象外，还要分脉搏缓慢者和脉搏急数者。

症状描述：大部分患者无任何症状，只在体检中发现。部分人颈部发现不对称，部分人有喉部疼痛，少部分人颈部甲状腺肿大，眼睛突出，汗多，手指颤抖，容易饥饿，逐渐消瘦。部分人畏寒怕冷，肢体不温，甚至手脚寒冷。

治疗建议：没有明显临床表现的患者则不需治疗，可以半年以上进行超声波追踪观察。有临床表现的患者，在辨证分清阴虚、阳虚基础上，用祛痰软坚散结、活血软坚散结法进行治疗。

第三节

左关部（Z-G-部）

属于Z-G-部的脏腑有：肝胆、乳房、子宫等组织器官及血液盈亏（可以诊断月经量的多与少）。

左关部，按照古代分属，乃肝胆正居之位。肝位于腹部横膈之下，右胁下偏左。左右分叶，其色紫赤。

肝的主要生理功能：主疏泄，具有疏通、舒畅、条达以保持全身气机疏通畅达的作用。既能舒畅气机，又能调节精神情志：包括喜、怒、忧、思、悲、恐、惊，还能促进消化吸收。虽脾主运化、胃主受纳与腐熟，但肝的疏泄功能是保证脾胃正常消化吸收的重要条件。

肝可以维持气血运行，调节水液代谢，肝主疏泄，能调畅三焦气机，促进上中下三焦肺、脾、肾三脏调节水液代谢的功能。

肝调节性与生殖，妇女的经、带、胎、产等特殊生理功能虽关乎多个脏腑，但其中肝的作用十分重要，古有“女子以肝为先天”之说。

肝藏血，能够调节全身血量，肝藏血功能与女性月经密不可分，所以我们在Z-G-NO.3、NO.4位根据脉体粗细了解妇女月经量的多少。

肝调节精室，精室为男子藏精之处。精室的开合，精液的藏泄，与肝肾功能密不可分，所以精液的液化与排泄从Z-G-NO.3、NO.4位了解。

胆附于肝，内藏胆汁，具有促进消化吸收之功。胆汁乃肝之余气积聚而成，来自肝，储藏于胆，所以在Z-G-NO.1、NO.2位了解胆囊的病变。

乳房脉位亦位于Z-G-NO.1、NO.2位。乳房为一对对称性半球形性征器官，上下位于第2～6肋之间，水平位于胸骨边缘和近腋中线之间。平均直径10～12cm。包括皮肤、皮下脂肪和乳腺组织。其功能是哺乳，但随月经周期而变化，亦受肝肾功能的影响。

子宫，又称胞宫、子脏、女子胞等。位于小腹正中部，在膀胱之后、直肠之前，下口与阴道相连，呈倒置的梨形。子宫，是女性所独有的内生殖器官，具有主持月经和孕育胎儿的作用。

《素问·上古天真论》云："女子……二七而天癸至，任脉通，太冲脉盛，月事以时下，固有子……七七任脉虚，太冲脉衰少，天癸竭，地道不通，故形坏而无子也。"

这段话很好地说明了女子月经和生殖功能与肝肾的密切关系。

一 Z-G-NO.1、NO.2位

为①胆囊、肝内胆管；②女性乳房；③肝阳上亢或肝火上炎；④男性睾丸、附睾；⑤血尿酸的反映点。

（一）胆囊、肝内胆管

相交点：Z-G-NO.1、NO.2位正切位为胆囊反映点。

［脉点分析］

在人体胆囊正常情况下，Z-G-NO.1位没有脉搏跳动，Z-G-NO.2位的脉搏跳动柔软无力。一旦胆囊发生炎症或息肉、结石发生过程中，这两个层面就会出现异常脉搏跳动。

人体胆囊只有一个，所以它在脉象上的反映只在Z-G-NO.1、NO.2位的正切位（垂直切脉）。

在胆囊炎发作或没有任何症状的情况下，Z-G-NO.1、NO.2位正切位的脉象会出现弦大。弦大数时应该出现症状；弦大缓为炎症静止时候。

如果患者有胆囊息肉，Z-G-NO.1、NO.2位脉象为柔软点状脉。

如果患者有胆囊结石，Z-G-NO.1、NO.2 位可以寻找到点状的实脉；如果患有肝内胆管结石，Z-G-NO.1、NO.2 位可以寻找到细而明显的橡皮筋样脉象。

症状描述：胆囊炎多因生气暴怒、暴饮暴食或过多食用油腻食品而诱发。患者右上腹部疼痛较严重，或胀满、或绞痛。部分患者的疼痛表现在中上腹或左上腹，伴有恶心或呕吐，这种情况临床特别容易误诊是胃肠道反应。但是脉象就能准确地进行诊断和鉴别。胆囊息肉大多右上腹隐隐不适，重者才有隐隐疼痛。往往也是因为饮食、生气而发作。胆囊结石是长期食用油腻过度食品，比如油炸鸡蛋、烧烤等煎炒炙煿之品，发作严重时也会像胆囊炎一样，疼痛反应在中上腹或左上腹，会有恶心呕吐。

治疗建议：无论以上几种情况如何，首先在饮食上面都不能对肝胆造成过多的负担。古人养生讲究的是饮食七成饱或八成饱，而且要求饮食清淡为宜，三餐定时定量。炎症，采用清热除湿、疏肝利胆，轻者四逆散加清肝利胆之品，重者用龙胆泻肝汤加味（不局限于此方）。结石，采用疏肝利胆、降脂活血之法，如柴胡疏肝散（不局限于此方）加山楂、鸡内金、茵陈、虎杖、赶黄草、金钱草、海金沙等。

（二）女性乳房

相交点：Z-G-NO.1、NO.2 位。

［脉点分析］

乳房为一对半球形性征器官，左右胸前各一（这里不谈男性乳房）。

Z-G-NO.1 位在正常情况下是没有脉搏跳动的，只有在病理异常的情况下才会出现脉搏跳动。同时 Z-G-NO.2 位的脉搏也是柔软无力的，医者下指也没有对抗力存在，符合这两种情况，女性乳房就没有问题了。

如果我们在 Z-G-NO.1 位感触到脉搏跳动且有力甚至是弦像，我们同时将脉位层次深入到 Z-G-NO.2 位，也出现有力或弦，我们就要考虑乳腺有问题了。

下面问题来了，胆囊问题是 Z-G-NO.1、NO.2 位弦、有力，乳房疾病也是 Z-G-NO.1、NO.2 位弦、有力，那我们如何区别二者的脉象呢？（请阅读者不忙往下看，自己思考一会儿、一小时，甚至几天）在这里我们注意两点：①女性乳房几个？②两个长在一起还是分别位于人体两侧？③乳房体积大还是胆囊体积大？（请阅读

者不忙往下看，自己思考一会儿、一小时，甚至几天）

胆囊只有一个，乳房有两个，分别位于胸部两侧；胆囊体积小，脉体趋于细小；乳房体积大，所以脉体趋于阔大。前面总论我谈到过，人体内某些只有一个的器官，无论器官在人体左侧还是右侧，切脉时均采取正切位（即垂直切脉），人体器官有两个的时候我们切脉就要分尺侧切或桡侧切。

女性乳房的脉位位于Z-G-NO.1、NO.2位，所以尺侧切诊断患者右侧乳房，桡侧切诊断患者左侧乳房。注意，除了脉力之外，乳房的脉象大，而胆囊的脉象偏细。桡侧切脉力大于尺侧切，则患者左侧乳房有问题；尺侧切脉力大于桡侧切，则患者右侧乳房有问题。

如果Z-G-NO.1、NO.2位脉象粗大弦而没有实性点状或线状（条索状）的，多是上行足厥阴肝经经脉气机阻滞；如果Z-G-NO.1、NO.2位脉象粗大弦而有实性点状或线状（条索状）的，除足厥阴肝经气机阻滞外，还有瘀血阻滞。

症状描述：①肝经气机阻滞：患者右上腹胀满不适，经前乳房胀满疼痛，触摸则有柔软结块，边界清楚，触摸疼痛。来经后或经尽后疼痛消失，柔软结块消失，经色暗红，量少，月经周期延后或经期延长。②气滞血瘀：患者右上腹胀满不适，经前乳房胀满疼痛，触摸则有结块，边界清楚，质地较硬，触摸疼痛。来经后或经尽后包块持续存在，疼痛减轻或消失，经色暗红，量少，月经周期延后或经期延长。多见于乳腺小叶增生、乳腺囊肿、导管扩张、肉芽肿性小叶性乳腺炎、乳腺纤维瘤，还有乳腺结核等，需要进一步检查以明确诊断其性质。

治疗建议：①气机阻滞：疏肝理气以调节情绪，如逍遥散（不局限于此方）加合欢花、夜交藤等。②气滞血瘀：疏肝理气，活血化瘀，如柴胡疏肝散（不局限于此方）加白芷、王不留行、玄参、浙贝母、生牡蛎、夏枯草、昆布、海藻等选而用之。使用疏肝理气、活血化瘀药时，还要注意妇女体质，适当增加健脾、养肝、益肾之品，才不至于治病伤身，又出现新的问题。使用行气活血，在妇女一定要避开经期，否则出血量增加或出现暴崩，会导致失血性休克危及生命。只有在这种情况下可以使用行气活血治疗痛经：小腹坠胀疼痛，出血点滴而下则疼痛加重，出血稍加流畅则疼痛缓解，出血颜色黯黑，血中兼有小碎粒如王不留行子大小，小碎粒形态不规则。此时用药不必顾忌。

（三）肝阳上亢或肝火上炎

相交点：Z-G-NO.1、NO.2 位 + Z-G-NO.3、NO.4 位。

［脉点分析］

肝阳上亢：首先要谈肝阳上亢形成的病理机制。患者身体长期处于肝肾阴亏状态，肝肾阴亏则阳气相对旺盛，阴虚不能制阳，则肝阳向外向上浮动。所以综合这个复杂的脉象，ZG-ZCH-NO.3、NO.4 位脉象细数（ZG-ZCH 即左关 - 左尺，两处脉象细数为肝肾阴虚），而 Z-G-NO.1、NO.2 位则弦、大。这个脉象我们通常在原发性高血压病患者里感受到。

肝火上炎：这个脉象还得从 Z-G-NO.3、NO.4 位谈起。因为肝火上炎是长期肝气郁结化火或长期饮食辛辣炙煿，导致火热之邪内生。所以，在 Z-G-NO.3、NO.4 位的脉象，弦实。火的特性是上炎，亦有向上向外浮动倾向，所以 Z-G-NO.1、NO.2 位亦出现弦实的脉象。

症状描述：①肝阳上亢：心情烦躁，易怒，头昏头晕头痛，腰膝酸软，面部常常出现烘热，双目红赤，双眼发胀等。②肝火上炎：患者口干口苦，口中干涩，双目红赤，胁肋胀满不适，或阴囊潮湿，或妇女带下黄臭等。

治疗建议：①肝阳上亢：补益肝肾，镇肝潜阳，如镇肝熄风汤（不局限于此方）加减，以快速降低血压，防止出血性脑中风；如头昏头晕症状突出，应该防止肝阳化风，立刻使用天麻钩藤饮加减。②肝火上炎：清泻肝胆实火，清利肝经湿热，龙胆泻肝汤（不局限于此方）应是常选方剂。

（四）男性睾丸、附睾

相交点：Z-G-NO.1、NO.2 位。

［脉点分析］

男性附睾、睾丸位于阴囊之内。与足厥阴肝经有密切联系。

足厥阴肝经起于大趾丛毛之际……上腘内廉，循股阴入毛中，过阴器，抵小腹。所以，男性阴囊内的睾丸、附睾归属于左关。

与胆囊和乳房一样，正常情况下的睾丸、附睾没有异常脉象显现。一旦睾丸、附睾出现病理情况，脉搏也会异常。Z-G-NO.1、NO.2 位，亦会出现细弦、紧的脉象。细弦、紧脉位于 Z-G-NO.1、NO.2 位尺侧或桡侧。

症状描述：阴囊潮湿，松弛软散，不能收缩良好。或一侧睾丸肿大，胀满疼痛，或一侧附睾肿大疼痛，一侧少腹牵扯隐痛不适等。

治疗建议：阴囊潮湿者：清泄肝胆湿热，如龙胆泻肝汤加减；睾丸附睾炎症问题：可以使用当归龙荟丸（实热）或龙胆泻肝汤（湿热），再选加夏枯草、败酱草、橘核、乌药、荔枝核、小茴香、青皮等。

（五）血尿酸

请大家参阅 Z-G-NO.3 位血尿酸描述。

Z-G-NO.3、NO.4 位

Z-G-NO.3 位为高尿酸反映点；Z-G-NO.3、NO.4 为高血脂、子宫内膜、子宫、肝阴的反映点。

（一）尿酸

相交点：Z-G-NO.3 位为高血尿酸的反映点。

［脉点分析］

Z-G-NO.3、NO.4 位属于肝，肝主藏血。正常肝藏血脉象，脉体粗细适中，往来流利，力度柔软。

如果 Z-G-NO.3 位切见细弱游丝，而且缓慢、无力的脉象，即是血清中血尿酸物质升高；随着血尿酸物质逐渐升高，脉象亦会发生变化，如细弱游丝脉变成细脉，且搏动有力；如血尿酸指标持续升高，则细脉搏动有力，且至数加快。会导致个别关节受损，所以此时血尿酸异常增高的脉位，就从 Z-G-NO.3 位外浮至 Z-G-NO.2 位，再到 Z-G-NO.1 位。因此，Z-G-NO.1、NO.2、NO.3 位，都能感受到细数有力的脉象。

症状描述：血尿酸略微升高，患者尚无临床症状；随着血尿酸逐渐升高，患者足大脚趾的跖趾关节，或手指关节，或膝关节会出现牵扯痛或者尖锐刺痛；若血尿酸持续升高，这些关节会出现尖锐疼痛感，甚至红肿热痛，最后出现关节畸形。

治疗建议：血尿酸的升高与我们食物偏嗜有关，所以，我们告诫民众，如果要血尿酸正常，首先要从节制一些饮食开始。古人提倡的清淡饮食是极其科学的饮食习惯。血尿酸略微升高阶段，必须节制饮食，一般不药而愈；有关节疼痛阶段，除了节制饮食外，还需药物治疗。血尿酸的升高，根据中医学理论，到底是瘀血、痰阻、风湿，还是风湿热呢？注意，我们切脉，血尿酸高的脉象是细脉或比细脉更细，细脉是主湿邪的。这就为我们治疗血尿酸升高提供了治疗的理论依据。因为这个细脉来自肝，肝主气机条达，肝又主藏血，气滞血瘀是肝脏常见的病理改变。所以我们应该采取利湿排毒为主，疏肝行气、活血通络为辅的治疗方法。若关节红肿热痛、屈伸不利时，在疏肝行气、活血利湿基础之上，加用寒凉活血之品，同时将芒硝、黄柏、知母、紫花地丁、蒲公英、土茯苓、丹皮、紫草、冰片、三七粉、天花粉等粉碎至 80 ~ 100 目，调水外敷患处。内服外敷，以尽快解除疼痛。

（二）血脂

相交点：Z-G-NO.3、NO.4 位是高血脂（胆固醇、甘油三酯）的反映点。

［脉点分析］

Z-G-NO.2 位是胆囊、乳房的反映点，而 Z-G-NO.3、NO.4 位属于肝，正是我们通过脉诊了解血脂高低的脉位反映点。

血脂正常的时候，Z-G-NO.3、NO.4 位，脉搏粗细适中，柔软、流利、舒缓。一旦血脂升高，这个位置的脉象就立即发生变化，先从流利度开始，由流利而逐渐变得模糊；继续升高，脉搏力度发生改变，由柔软变得有力。所谓的脉流模糊，其实就是涩脉，由涩而有力变成涩而弦，就是典型的高脂血症逐渐演变成动脉硬化的脉象变化。进一步，影响重要脏器的血供、氧供、能量供给以及血压变化。

一旦我们在 Z-G-NO.3、NO.4 位上面切脉发现了涩脉，我们就发现了患者的饮食习惯，一定要告诫患者减少肉食的食用量。

症状描述：早期动脉硬化患者几乎没有临床症状；中期患者，大多数人或多或少出现心悸、胸闷、头昏头晕，记忆力下降，失眠多梦等临床症状。

治疗建议：动脉硬化形成多和患者长期食用油脂性食物和富含胆固醇的食物有关。所以我们临床一旦发现涩脉，就要开始使用药物、增加运动量、实施饮食控制等综合措施，以防止对心脑肾的损害。每天根据患者情况可以快步行走5 000 ～ 8 000步，甚至10 000步以上。同时要求饮食清淡，入量亦需控制。有很多降低胆固醇、甘油三酯，以及溶解斑块、软化血管、增加血管弹性的中药，服用半个月至三个月必能获效。

（三）子宫内膜

相交点：Z-G-NO.3、NO.4位。

［脉点分析］

Z-G-NO.3、NO.4位是了解育龄期妇女月经量多少的反映点。正常状态下，此反映点的脉象脉体大小适中、往来流利、搏动柔软。达到这三种要求即说明，这个妇女的子宫内膜厚度是正常的，即月经量属于正常。

如果此反映点脉搏细小或小而涩，说明月经量减少或点滴即净。

如果此反映点脉搏阔大有力而数或弦数，说明月经量过多。

症状描述：脉细者，子宫内膜偏薄，月经量偏少，色淡，面色苍白，短气乏力，皮下紫斑，刷牙易出血。脉细涩者，瘀血阻滞，量少点滴不畅，兼见黑色小碎粒，小腹不适或刺痛，经色偏暗（注意：黑色小碎粒如王不留行子大小，是瘀血，大于此者为出血，不属于瘀血，所以使用药物我们就得小心了）。弦数者，气郁化火，迫血旺行，经量多，色深红或鲜红，或兼见大血凝块（注意：血凝块越大，出血量越大，血凝块越小，出血量越少，许许多多大夫认为经血中有瘀块，就是瘀血阻滞，使用活血破血药，殊不知，越破血越多，血块越来越大）。

治疗建议：月经量少，色淡者，补益气血，加益肾之品。月经量少兼见刺痛者，活血通经，加理气之品。月经量少兼见小腹绞痛难忍者，当补血温经，通脉止痛。经量多，色深红者，清肝泻火，凉血止血。

（四）子宫

相交点：Z-G-NO.3、NO.4位。

［脉点分析］

Z-G-NO.3、NO.4 位，亦为子宫的反映点，主要反映子宫实体器官的病变。此反映点的脉象正常是脉体大小适中、往来流利、搏动柔软，脉在搏动时没有对抗力。

如果脉体细小之中兼见细小点儿或细线，应指明显，多为子宫肌瘤。肌瘤的位置，应该考虑浆膜下子宫肌瘤或肌壁间子宫肌瘤。

如果脉体较大之中兼见小圆点儿，搏动弦实，考虑黏膜下子宫肌瘤。

症状描述：浆膜下子宫肌瘤或肌壁间子宫肌瘤，月经量一般情况下不会增加，经量甚至减少，中下腹部可没有症状，或偶有中下腹部不适感，或腰背酸痛。黏膜下子宫肌瘤患者，常有无定期阴道出血，出血或淋漓不尽，或量大如崩，出血时间长于正常经期，临床称之为崩漏。常常伴有贫血，脸色苍白，神疲乏力，气短不续或心累心悸等。

治疗建议：浆膜下子宫肌瘤或肌壁间子宫肌瘤，不在出血期间，在辨证的基础上，使用活血软坚散结、行气软坚散结等可以散结之法。黏膜下子宫肌瘤，不在出血期间，使用益气养血，加活血软坚散结、行气软坚散结治疗；在出血期间，补益气血，摄血止血，防止出血期间使用活血、行气药物导致大出血，引起失血性休克的发生，不然就得不偿失了。子宫肌瘤的治疗是一个缓慢的过程，切记用药不能过猛，否则适得其反。

（五）肝阴

相交点：Z-G-NO.3、NO.4 位。

［脉点分析］

Z-G-NO.3、NO.4 位是肝阴的反映点。此反映点的脉象正常是脉体大小适中、往来流利、搏动柔软，脉在搏动时没有对抗力。

如果患者长期熬夜或经常吃煎炒炙煿之品，损伤肝阴，则此反映点脉搏细数少力。根据邪实者脉有力、正虚者脉无力的理论，阴虚则脉管充盈不足，故而脉细，阴虚则阳气偏旺，故脉数，因为正虚所以脉来少力。

症状描述：Z-G-NO.3、NO.4 位，脉细数少力，患者心情烦躁，潮热盗汗，手足心热，妇女可能月经先期，量少，色红，质稠。

治疗建议：阴虚血热，则用养阴清热或养阴清热调经。

五 Z-G-NO.5 位

相交点：Z-G-NO.5 位为肝脏。

［脉点分析］

Z-G-NO.3、NO.4 位反映了人体肝阴、肝血、气滞、血瘀等内在情况，而 Z-G-NO.5 位则是我们了解肝脏实质性器官正常或异常的反映点。

正常情况下，Z-G-NO.5 位没有脉搏跳动，也就是说，没有脉搏跳动说明此时肝脏良好。如果一旦在 Z-G-NO.5 位发现了脉搏跳动就说明肝脏起了异常变化。

如果 Z-G-NO.5 位切脉发现弦、涩脉，我们考虑为脂肪肝。我们再根据脉体的粗细、力度大小确定脂肪肝的程度。脉体细小涩有力者，多考虑轻度脂肪肝；脉体略大、涩兼见微弦者，见于轻度至中度脂肪肝之间；脉体大、涩兼弦者，为中重度脂肪肝。

症状描述：轻度和轻度到中度之间，一般来说患者少有不适感，且多无临床症状；中重度脂肪肝可以出现食欲不振，人软乏力，恶心，右上腹隐痛不适或疼痛，检查右上腹肝区有压痛，患者大小鱼际红赤，部分人头昏头晕，反应迟钝。

治疗建议：控制饮食入量，尤其是高脂食物，如肥肉、烧烤、油煎鸡蛋、火锅、鱿鱼、奶酪及含糖量高的食品等。运动量必须由小到大，逐步增加。建议走路，快步走，小跑。此外，不适合练习太极拳，因动作缓慢，运动量小。中医药治疗必不可少，采用疏肝理气、活血降脂之法治疗。

第四节

左尺部（Z-CH-部）

左尺部，为肾所主，所属组织器官有：脑髓、肾脏的肾盂、输尿管、膀胱、尿道；女子阴道、宫颈、卵巢、输卵管（伞）；男子精液、前列腺。

脑髓，髓为骨髓，脑为髓之海，髓足则脑海充盈。人体气血旺盛则肾精充足，化精成髓。《灵枢·五癃津液别》："五谷之津液和合而为膏者，内渗入于骨空，补益脑髓。"所以，气血精髓可以互生，与脾胃肝肾密切相关。

男性精室，包括睾丸、附睾、精囊和前列腺。《素问·上古天真论》云："丈夫……二八肾气盛，天癸至，精气溢泻，阴阳和，故能有子……八八天癸竭，精少，肾藏衰，形体皆极，则齿发去。"男子之胞名曰精室，具有贮藏精液、生育繁衍的功能，是男性的生殖器官，为肾所主。而精液的产生与肾脏、睾丸、附睾、前列腺具有密切相关性。

女性卵巢，位于女性盆腔内，为成对的实质性器官。属于女性性腺，呈扁卵圆形。其主要功能是产生和排出卵细胞，分泌激素，促进女性性征的发育并继续维持。与输卵管、输卵管伞共同组成附件。一旦附件发生炎症，患者左右下腹部会有不适感或疼痛，超声波可以发现腹腔积液。而脉诊，在已经发生附件炎症但尚未出现腹腔积液之前，左尺部Z-CH-NO.3、NO.4位就能轻易捕捉到脉搏的异常。

女性在两次月经周期之间有一次排卵过程，阴道会排出黏稠、透明、无味道的白带，称之为生理性白带；病理性白带是因为阴道、宫颈下焦湿热、寒湿、寒邪蕴结（炎症）或宫颈的湿热、寒湿等（糜烂），而出现分泌物，此时从阴道排出白色黏稠或黄色黏稠、白色清稀或黄色清稀的白带。因为体液排出体外，所以，我们可以在 Z-CH-NO.1、NO.2 位诊查白带和排卵情况。

泌尿道：包括肾脏的肾盂、输尿管、膀胱、尿道，属于脏腑脉诊分布的表浅位，所以在 Z-CH-NO.1、NO.2 位诊断尿路的问题。

一 Z-CH-NO. 1、NO. 2 位

Z-CH-NO.1 位为脑髓的反映点。Z-CH-NO.1、NO.2 位为男性精液；女性排卵、病理性白带，阴道、宫颈；尿路的反映点。

（一）脑髓

相交点：Z-CH-NO.1 位。

［脉点分析］

中医理论认为，肾主骨生髓，同时根据“阳化气、阴成形”的理论，又人体的大脑处于最高位，所以 Z-CH-NO.1 位正是脑髓的反映点。

在正常情况下，Z-CH-NO.1 位是没有脉搏跳动的。当脑部发生异常，Z-CH-NO.1 位会立刻出现脉跳。

此反映点如果切到有力、微弦、弦加涩的脉象，我们就要考虑脑动脉紧张度增高、脑动脉硬化，脑梗死；如果弦、大、涩、数，再结合左关 Z-G-NO.4、NO.3、NO.2、NO.1 位脉弦大数，就反映此为脑出血前、后。

症状描述：脑动脉紧张度增高，轻微者一般没有明显临床症状，少部分人会出现头昏，轻微头晕（不是眩晕，而仅仅有晕乎乎感觉）。脑动脉硬化是急性脑缺血的发病基础，临床表现有头昏头晕，气短乏力，思睡，健忘等。脑梗死，又名缺血性脑卒中，临床表现多有口眼㖞斜，半身不遂，语言不利，反应迟钝等。

治疗建议：没有发病之前，我们要教育患者一定注意饮食清淡，减少摄入量，多参加运动，由散步逐渐过渡到快步行走，再到甩开手的大踏步行走，这是我最推崇的一种运动方式。高血压者服用一些平肝潜阳、活血降脂中药以控制血压；高脂血症患者，结合活血降脂、软化血管的药物，防止脂质类物质沉积在血管壁上；血

糖高的患者，除了降低血糖之外，配合降脂、软化血管，也可以阻止其发展为动脉硬化。对中医称之为中经络、中脏腑的因素（缺血性脑卒中、出血性脑卒中）提前阻击，防止其产生严重后果。这一点上面，中医中药是有优势的。

（二）男性精液

相交点：Z–CH–NO.1、NO.2 位。

［脉点分析］

在《脉论》里，我仔细描述过男尺恒虚的问题，古人提出了这一理论，但是没有进一步描述具体的脉象脉位。

在正常情况下，男子肾气充足则摄精于内，所以男性左尺脉的 Z–CH–NO.1、NO.2 位应该没有脉跳。

一旦精液外泄，气随精出，脉即刻从 Z–CH–NO.3 位上浮到 Z–CH–NO.2 位，再上浮到 Z–CH–NO.1 位。精气充足者，这三个层面脉象滑利，柔软充和，是为无恙。如果这三个层面的脉象出现细滑而无力、大滑无力，则提示精血亏虚或精气亏虚。

症状描述：患者常有头昏头晕，耳如蝉鸣，腰膝酸软无力，面色苍白，气短乏力，动则虚汗增多等临床表现。

治疗建议：可以使用补肾填精、益气养血、涩精止遗并治，加用血肉有情之品，填补更快。

（三）女性排卵

相交点：Z–CH–NO.1、NO.2 位。

［脉点分析］

正常情况下，女性在两个月经周期之间，下次月经向后推 14 天及前后 1 ～ 2 天均为排卵期，至此期间会从阴道排出透明性质白带，似鸡蛋清一样，微黏或黏稠，拉丝，这就是生理性白带。

生理性白带的脉位反映点位于 Z–CH–NO.1、NO.2 位，脉象为滑脉，在滑脉之间我们可以注意到有一个小圆点状滑脉，摇摇欲动，这就是排卵期脉象。如果圆点滑脉细小者，多考虑卵泡不能达标，卵泡小（17mm 以下）多呈椭圆形；如果圆点滑脉略大者，排卵试纸必定是比对比线颜色还红的强阳性（直径可达到 18mm 以上）。

（四）阴道、宫颈

相交点：Z-CH-NO.1、NO.2 位。

［脉点分析］

女性从青春期开始，便有少量清亮乳白色分泌物从阴道流出。随着年龄增长和身体变化，这种体液会逐渐增多。当女性患有某种妇科疾病，白带的量和性状会发生变化，我们把这种白带称之为病理性白带。

病理性白带，当女性脾虚湿邪下注或肝经湿热下注、肾虚的时候会产生白带。其脉象反映点是 Z-CH-NO.1、NO.2 位，脉搏有力或弦，或数或缓，在至数和力度变化基础上出现滑脉。我认为，一切滑脉，除生理性排精、排卵、月经而出现滑脉外，其余的滑脉皆属于病理性分泌物的异常流动。古人脉法之滑司痰饮，右关主食，左为蓄血，寸必吐逆等，简单了，不能全面描述滑脉的临床意义。

有力或弦，滑中带圆点，多宫颈（宫颈炎，宫颈糜烂、囊肿、息肉）处病变；有力或弦，滑脉呈线状者，多阴道（细菌性阴道炎、真菌性阴道炎、滴虫性阴道炎、淋菌性阴道炎）病变。

症状描述：病理性白带，量或多或少，色或黄或白，或青绿色，或白带中兼见血丝，质或清稀或黏稠，且气味异常。并伴有全身不适，如小腹或胀或痛，或有下坠感，或阴道灼热瘙痒等。

治疗建议：脾虚湿邪下注，应健脾除湿止带，可以选择适当方剂。肾阴亏虚，宜益肾滋阴，清热止带，可以选择适当方剂。肾阳亏虚，宜温肾培元，固涩止带，可以选择适当方剂。其余细菌性、真菌性、滴虫性、淋菌性的阴道炎及宫颈糜烂等，我建议用相应辨证处方，浓煎取汁，待温，灌注阴道，并保留 20 ~ 30 分钟，比内服用药更具直接作用。

（五）尿路

相交点：Z-CH-NO.1、NO.2 位。

［脉点分析］

Z-CH-NO.1、NO.2 位是尿路的反映点，也是阴道、宫颈的反映点。两者均在同一层面上，那又如何区分是在妇科还是在泌尿道呢？

泌尿道正常的时候，Z-CH-NO.2 位脉搏柔软、缓和。如果尿路出现异常，此反映点脉象立即变为有力而数，而且脉位由 Z-CH-NO.2 位向 Z-CH-NO.1 位外浮。

由于尿路本身是排出尿液的通道，尿液不属于异常分泌物，所以不会出现滑脉。因此，在 Z-CH-NO.1、NO.2 位，尿路和阴道、宫颈一旦发生炎症，均会出现有力脉象。尿路感染，脉搏有力而无滑脉；阴道、宫颈炎症，因为有异常分泌物流动，便产生了滑脉，所以阴道、宫颈糜烂，脉象则有力而必定兼有滑脉。由此我们就轻轻松松明白了是哪一个部位出现了问题。

症状描述：尿路炎症，中医称之为淋证，患者会出现腰痛（肾脏，在脊腰点和肋腰点有压痛或叩击痛、或肾区叩击痛），或腹痛（肚脐旁边腹直肌外沿，锁骨中线垂直与肋沿交界处、肚脐与腹直肌交界处有压痛点），或小腹疼痛（膀胱），或尿道疼痛；排尿时，淋沥涩痛或灼热疼痛、点滴而下，小腹或尿道坠胀疼痛；部分患者无全身症状，部分患者发热、恶寒、头昏、人软乏力等。如果患者腰部疼痛，肾区叩击痛，要注意脚踝部有无水肿。有水肿者应该引起重视，加紧治疗，以免造成肾脏损伤。

治疗建议：此乃膀胱湿热，采用清热利尿通淋法，热盛者加凉血法，发热者加强清热解毒治疗，一般不采用解表发汗退热法，热毒一清，发热自退，否则有发汗伤阴之弊。

二 Z-CH-NO.3、NO.4 位

Z-CH-NO.3、NO.4 位是①男性前列腺；②精液；③女性卵巢、输卵管；④卵泡的反映点。

（一）男性前列腺

相交点：Z-CH-NO.3、NO.4 位。

［脉点分析］

Z-CH-NO.3、NO.4 位，于男性来说非常重要，因为此点是男性前列腺健康与疾病的反映点。

男性前列腺在正常状态下，Z-CH-NO.3、NO.4 位，脉搏粗细适中，柔软，按至肌肉层没有搏动，而且脉来流利，是前列腺健康的脉象标准。

如果 Z-CH-NO.3、NO.4 位出现有力、弦、紧、小点，是前列腺有湿热、气滞、寒邪、寒湿、瘀结（炎症）的表现。如果脉象脉体偏大、弦、涩，需要注意，前列腺已经有气滞血瘀痰结（增生肥大）现象。

症状描述：前列腺炎症，与性生活频繁、过度手淫、酗酒、骑车、过食辛辣、感冒受凉等因素有关，有尿频、尿急、盆底疼痛、会阴部疼痛等临床表现，部分有尿道、精索、睾丸、腹股沟疼痛，还会有夜尿次数增多和阳痿早泄等。前列腺肥大严重时会出现尿潴留。

治疗建议：根据辨证确立治疗方法，如以清热利湿、行气利湿、温阳散寒、温阳化湿等为主，辅以软坚散结：如祛痰散结、破血散结、破气散结、清热解毒散结、咸寒软坚散结等法。待到实证脉象消退（注意是消退，不是消失）就可以添加平补肾气、温阳益肾、益肾滋阴等治疗方法。

（二）精液

相交点：Z-CH-NO.3、NO.4 位。

［脉点分析］

Z-CH-NO.3、NO.4 位，是我们了解成年男性精液状况的反映点。

此点脉象柔软，脉管粗细适中，搏动时没有抗力，脉来流利圆滑，是为精液质量良好。

如果此点脉象涩（脉流模糊），对于需要生育的青年男性来说，涩脉反映青年男性精液状况不良。

脉涩而无力，为肾虚精亏。细而无力精虚不能化血，精亏血少；迟而无力，元阳亏虚。

若脉涩有力，兼见弦数（湿热）、兼见紧脉（寒邪）、兼见细脉（湿邪）、兼见细紧（寒湿）等虚实相兼证候（请参考前列腺条）。

症状描述：患者面色苍白或萎黄，身材瘦弱或肥壮不一，外表或如常人，但是精液常规检查可以见到精子的活动力下降、畸形精子比例升高、死精比例升高等（弱精症表现）。

治疗建议：关于肾阴肾阳、元阴元阳，我的基本观点是，肾阴肾阳，就是指脏器的阴和阳而已，与其他四脏一样；而作为肾的元阴元阳，就是特定的与人体生殖功能密切相关，是其他四脏没有的。肾阴肾阳亏虚的治疗有：六味地黄丸、肾气丸（不局限于此两方）为代表。元阴元阳亏虚的治疗有：左归丸（饮）、右归丸（饮）（不局限于此四方）为代表。

（三）女性卵巢、输卵管

相交点：Z-CH-NO.3、NO.4 位。

［脉点分析］

前面阐述了男性的前列腺问题，作为女性，Z-CH-NO.3、NO.4 位主要反映卵巢的功能。

正常情况下，Z-CH-NO.3、NO.4 位的脉象，粗细适中，柔软流利，在经期和排卵期脉搏滑利是为正常。

当我们在 Z-CH-NO.3、NO.4 位反映点上面，切脉发现脉搏有力、弦、涩等脉象是附件炎症表现；如果发现脉搏圆形弦脉，应该考虑卵巢的囊肿或多囊卵巢综合征；如果发现条形管状脉象有力而涩者，应该考虑输卵管炎症或堵塞。

切脉发现细而有力、弦脉、紧脉、涩而有力、涩而无力等脉象，再根据桡侧切和尺侧切，来区别是左侧或右侧附件的问题。

症状描述：患者或左下腹疼痛，或右下腹疼痛，或双侧下腹部疼痛。更多情况下妇女有了附件炎，没有疼痛不适感（因为体检盆腔没有发现积液现象，超声波反应正常，所以她不会认为有附件炎。但积液是炎症产生的，在没有积液的时候，炎症早已出现了）。当经过我们脉象诊断发现有附件炎时，患者激烈反对，只有进行腹部检查予以确诊，左或右下腹必有压痛。部分患者伴有腰骶部疼痛不适；部分患者出现月经周期、经量、月经颜色的改变，面部出现褐斑等。

治疗建议：教育妇女尤其是青年妇女，少吃或不吃生冷食品，不吃过辣食品，不饮酒，对保护卵巢、输卵管必定有益。育龄期青年妇女肥胖者，必须运动，比如慢跑、快步行走、高抬腿跳等运动。在临床，我经常叫不育不孕的男女，禁忌饮食酒、生冷食品，尤其是水果。根据脉象，我们在清热利湿、散寒除湿、温阳散寒通经的基础上加具有穿透性的中药，以利于卵巢供血、排卵，预防输卵管堵塞。

（四）卵泡

相交点：Z-CH-NO.3、NO.4 位。

［脉点分析］

在 Z-CH-NO.3、NO.4 位，正常卵泡和异常卵泡都可以在此反映出来。发育正常的卵泡脉象：脉象柔和，滑利，脉体大小适中。发育异常的卵泡脉象：脉涩而无力；或涩而有力，或涩而弦。皆为卵泡发育不良。

症状描述：育龄期青年妇女结婚后多年不育不孕，左右下腹疼痛不适，卵泡发育，但不成熟，直径小于 18mm，多为椭圆形或枣核型，有些妇女虽然卵泡成熟，但无法排卵。

治疗建议：① Z-CH-NO.3、NO.4 位，涩而无力者，为卵泡发育不良，可补益脾肾，益肾填精；发育成熟无法排卵者，在补益脾肾、益肾填精基础上，加行气、活血、通络之法。② Z-CH-NO.3、NO.4 位，涩而有力者，分别用清热利湿、散寒通络、祛痰燥湿加补益脾肾之法。

二 Z-CH-NO. 5 位

相交点：Z-CH-NO.5 位是肾脏（器质性）的反映点。

［脉点分析］

肾脏正常则此层没有脉跳。

如果出现弦、橡皮筋样、星点样和点状、圆点样、滑等脉象是为异常。

弦脉在此，应注意各种疾病：如糖尿病、高血压、IgA 肾病、慢性肾小球肾炎等疾病引起的肾动脉硬化、肾间质纤维化；星点状脉象应注意肾盂尿酸盐结晶，点状则提示已经形成结石；圆点样脉象应该注意囊肿可能；滑脉，是尿常规异常（检查有尿蛋白、隐血、红细胞等）特有的脉象。

症状描述：患者面色苍白萎黄，虚浮，精神疲惫，部分患者出现腰部疼痛，双下肢小腿脚踝部水肿。如果患有糖尿病、高血压、IgA 肾病、慢性肾小球肾炎等疾病引起的肾动脉硬化、肾间质纤维化，在出现滑脉时除了检测尿常规的蛋白尿、红细胞外，还要注意检测肾功能。

治疗建议：糖尿病、高血压、IgA 肾病、慢性肾小球肾炎等疾病引起的肾动脉硬化、肾间质纤维化，在发病之初通过辨证用药，尽早加活血软坚、祛痰软坚进行治疗，防止或延缓肾衰竭的发生。难治的 IgA 肾病也是有可能治愈的。

第五节

左尺部后 1 半部（Z-CH-H-1 半部）

相交点：Z-CH-H-1 半部，即左侧腰骶部与大腿之间的脉点位置，是左侧髋关节的反映点。此反映点没有脏腑组织器官则没有层次分属，所以无论脉位深浅，凡是能够在此点感受到的脉搏跳动，即是反映左侧髋关节的问题。

［脉点分析］

Z-CH-H-1 半部，即左侧腰骶部与大腿之间的半部。因为髋关节没有脏腑组织器官，因此，此反映点没有五个层次之分，而且正常时候，这个部位是没有脉搏跳动的。

一旦此反映点出现脉搏跳动，就说明髋关节的肌肉等软组织或髋关节发生了病变。我们可以通过尺侧或桡侧的脉搏跳动力度确定左右髋关节的疼痛；也可以实行右手定右侧髋关节，左手定左侧髋关节。

根据脉象确定受邪性质，湿邪则脉细；寒邪则脉紧；滑脉则要注意髋关节腔内是否有积液（这个脉象出现，一定要请患者去骨科做相关检查）；涩脉、紧脉兼见橡皮筋一样的脉象，要注意股骨头的问题，亦需做骨科相关检查。

症状描述：一侧或两侧髋关节隐痛，或持续疼痛，或牵扯样疼痛，疼痛轻微，行走不受限制；疼痛严重且持续，疼痛直至骨骼，或股骨挤压痛，受寒凉则疼痛加重等。

治疗建议：最初发病疼痛轻微，仅仅是关节附近软组织疼痛，可以采用拔罐、灸条温灸、针刺等疗法；或股骨头供血不良，可以用独活寄生汤加味、小活络丹加味进行治疗（根据患者病情辨证，治疗时不拘泥此两方）。

第六节

左尺部后 2 部（Z-CH-H-2 部）

相交点：Z-CH-H-2 部是大腿反映点。此反映点没有脏腑组织器官，没有层次分属，所以凡能在此点感受到的脉搏跳动，即是大腿的问题所在。

［脉点分析］

Z-CH-H-2 部，整个手指满部是左侧大腿反映点。此部仍然没有脏腑组织器官，正常状态下没有脉搏跳动。

一旦此反映点出现脉搏跳动，就说明大腿肌肉软组织发生了病变。注意一点，髋关节没有内外之分，而大腿有内侧、外侧之分，我们又怎样诊断大腿内外侧的疼痛呢？可以在患者左手诊断，患者左手的尺侧出现脉搏跳动提示患者左腿的内侧疼痛；患者左手的桡侧出现脉搏跳动提示患者左腿的外侧疼痛。

一般来说，人体大腿常常因为受到寒凉、潮湿环境的湿邪侵犯，脉象出现紧脉或细脉。

症状描述：患者大腿内侧一侧或外侧一侧疼痛，或内侧和外侧同时疼痛。感受了寒邪，寒邪伤阳气，具有凝滞、收引的特性，所以致病后，患者感觉大腿冷痛，大腿皮温低，牵扯样疼痛，肌肉紧痛，按摩时能够感受到肌肉痉挛；或感受了湿邪，湿邪具有下趋、沉重、阻滞气机的特性，所以患者大腿有沉重、酸重、肿胀不适等临床表现。

治疗建议：寒邪者，温阳散寒，当归四逆汤（不局限于此方）加味；湿邪者，健脾渗湿，如薏苡仁汤（不局限于此方）加味或四妙散（不局限于此方）加味。

第七节

左尺部后3半部（Z-CH-H-3半部）

相交点：Z-CH-H-3半部，即大腿与小腿之间的半部，是左侧膝关节反映点。此反映点没有脏腑组织器官，因此没有层次分属。所以凡能在此点感受到的脉搏跳动，即是膝关节问题的所在。

［脉点分析］

因为膝关节和大腿、小腿比较起来要短得多，所以它不能占满一个整部。

在人体正常状态下，膝关节反映点也是没有脉搏跳动的，一旦医者的手指在膝关节反映点感受到脉搏跳动，就说明膝关节已经出现问题了。

脉搏跳动虽然无力，但还能感受到跳动，就要注意膝关节的退行性变化；如果是细脉，要考虑是湿邪入侵膝关节；如果是紧脉，就要考虑膝关节受到寒邪的入侵；如果是细滑脉，要注意关节腔内积液可能。

第八节

左尺部后 4 部（Z-CH-H-4 部）

相交点：Z-CH-H-4 部，即左侧小腿反映点。此反映点没有脏腑组织器官，没有层次分属。所以无论脉位深浅，凡是能够在此点感受到的脉搏跳动，即是左侧小腿的问题所在。

［脉点分析］

小腿最容易受到外来湿邪、寒邪攻击，如果是 Z-CH-H-4 部出现细脉，要考虑是湿邪入侵小腿肌肉；如果是紧脉，就要考虑小腿肌肉受到寒邪的入侵。

第九节

左尺部后 5 部（Z-CH-H-5 部）

相交点：Z-CH-H-5 部，前半部是踝关节反映点，后半部是脚掌的反映点。此两个反映点没有脏腑组织器官，没有层次分属。所以无论脉位深浅，凡是能够在此两点感受到的脉搏跳动，即是足踝、脚部的问题所在。

［脉点分析］

因人类身体结构特殊及行走独特性，两足及踝部承受人体重量，活动量大，又紧贴地面，所以最为容易感受湿邪、寒邪。而且，脚与踝也容易受暴力损伤。

如果是 Z-CH-H-5 部前半位或后半位出现细脉，要考虑是湿邪入侵踝与脚掌的肌肉、筋膜、肌腱；如果是 Z-CH-H-5 部的前半位或后半位出现紧脉，就要考虑左踝与脚的肌肉、筋膜、肌腱受到寒邪的入侵。

腰、腿、膝、踝、脚掌部关节肌肉受伤，多有组织修复，一定会留下痕迹，以及有伤或有寒邪入侵，一旦天气变化就会疼痛。此时脉象在相对应的反映点上会感受到紧脉和橡皮筋样脉象的叠加。

第三章

异常脉象特征及点位分布

本章包括三部分。

一是异常脉象的部与位，即寸、关、尺三部和NO.1、NO.2、NO.3、NO.4、NO.5位。二是古代医家的二十八病脉及二十八脉的点位分布。三是笔者发现的几种脉象。

第一节

异常脉象的部与位

异常脉象在寸部、关部、尺部，每一部有五个层次。

NO.1位：医生下指之力如三菽之重，医生手指在桡动脉皮下，可察头部、皮毛、肌腠、四肢之疾。

NO.2位：医生下指之力如六菽之重，医生手指在桡动脉上壁，可察躯干、筋骨、关节及六腑之疾。

NO.3位：医生之指力如九菽之重，医生手指在桡动脉管腔中间，可察妇女附件、男性前列腺、胰腺、血脂、血尿酸等是否正常。

NO.4位：医生下指之力如十二菽之重，医生手指在桡动脉下壁，可察妇女附件、男性前列腺、胰腺、血脂、血尿酸等是否正常。

NO.5位：医生之指按至于筋骨，如伏脉即是，古代医家没有明确强调这一脉位，可察五脏之疾。

因此，过去所说的“三部九候”，在临床实践之中应该为“三部十五候”，合起来，两只手应该有三十个脉位。再加上我阐述的双器官切脉法，就会明白我们人体脏腑组织器官的脉位远远不止三十个。如果使用“九候”之法，将会把NO.1位上和NO.5位上的异常脉象丢弃，而采用“十五候”脉法，不说病脉将无遗漏，至少在临床可以获得更多的异常脉象信息，这对临床医生诊断疾病来说，将会有很大的帮助。

第二节 二十八病脉阐述

有是病就有是脉，病脉可以先于临床表现出现于桡动脉。例如，当你刚好感冒时，可能症状还没有表现出来，而在你的桡动脉的右寸部上（NO.1 的层面）已经出现浮脉了。然而，病人往往是有了症状或症状很明显了才来就诊，病理脉象已经十分明显，如此，我们更容易通过脉象了解病情。

学习二十八病脉，应该先学习并掌握病脉的脉象特征。根据我对二十八病脉的研究认识，先介绍病脉脉象特征应符合的条件，便于大家学习。每个病脉下介绍一些古人的认识，以便大家相互比较。

在脉学的发展过程中，根据历代医家们切脉的体会所流传下来的脉象，《内经》有 21 种，王叔和的《脉经》记载有 24 种脉象，张景岳的《景岳全书》记载 16 种脉象，李时珍《濒湖脉学》记载 27 种脉象，李士材的《诊家正眼》记载有 28 脉，目前沿用李氏之 28 脉。

在我们学习 28 病脉时，一定要将各种脉象要点（脉位、脉力、脉体、脉律、脉率、至数、脉流利度）结合于每一个脉象之中，才能很好地掌握它。当然，在这里我要强调的是，不是每一个病脉都必须把这几个要点生搬硬套进去。就比如浮脉，只有脉位而没有脉力、脉体等后面的关系。

我介绍的 28 病脉，以 1984 年版全国高等中医药院校教材

《中医诊断学》为蓝本进行表述。

一 浮脉类

包括：浮脉、洪脉、濡脉、散脉、芤脉、革脉。

（一）浮脉

1. 脉象特征　符合以下几个条件即为浮脉。

①脉位：在 NO.1 位上出现的脉就是浮脉，即轻轻触于病人桡动脉上的皮肤就能感知脉的搏动。②分部：可分别见于左右手寸、关、尺三部的任何一部。当出现在某一部或两部以上时，其余几部脉在 NO.1 位则没有脉动。

2. 浮脉的点位分布　浮脉主表证，亦主胃气上逆、心火上炎、肝气上逆，亦主分泌物排泄，还主男女生理现象。

古代认为浮脉主表证，是外感风寒、风湿、风热、风邪等外感六淫之邪侵袭肌表所有的脉，这只是浮脉的一类表现罢了。必须明确一个问题，浮脉主表只在右寸 NO.1 位而已，浮脉在其他部，则非所属。

右关 NO.1 位：非外感所有，此脉位为胃家所属。大家一定知道，胃主受纳，以降为顺，如果因为饮食停积、湿热阻滞、湿毒停留，导致胃气上逆，脉搏由 NO.2 位上升至 NO.1 位，此时患者会出现恶心或呕吐。

右尺 NO.1 位：腰为肾之外腑，为肾阳肾气敷布以煦养之。若腰部受湿邪、寒邪袭击，肾阳肾气出表以抗击之，则右尺脉由 NO.2 位上升至 NO.1 位。

左寸 NO.1 位：左寸部是心脏专属，心为火脏，主血脉，内寄心阴、心阳、心气、心血。心阴心血多主潜藏，唯有心气心阳容易上浮。若患者骤然发怒，久食辛辣厚味，则会导致心气心阳化火上炎，此时脉搏由 NO.2 位上浮至 NO.1 位，脉力强盛。患者会出现口舌生疮或糜烂疼痛，舌尖红赤疼痛，小便短赤等表现。

左关 NO.1 位：此脉位有生理和病理之分。主经血来临，亦主胆囊、乳房之疾。生理：育龄期妇女经血来临必有滑脉，从 NO.4 位到 NO.3 位再到 NO.2 位，最后到 NO.1 位（参考尖峰脉论述），这是妇女生理期的正常表现。病理：患有胆囊炎、胆囊结石的人，若长期饮食清淡、不暴饮暴食、心境平和，则此二病与人相安无事，若违以上条件，必出现右上腹疼痛，此时脉搏从 NO.2 位浮出至 NO.1 位；妇女若心境平和，工作、生活有规律，月经有规律，一般乳腺腺体正常。若妇女工作紧张、时常生气，饮食无规律，则会导致乳腺病变。轻则经期乳房疼痛有结块，经后消失，重则平时亦有隐痛，经期疼痛加重，乳房结块经后难于消散。此时，脉由 NO.2 位上浮至 NO.1 位。

左尺 NO.1 位：亦有生理、病理之分。生理现象有二，一是男性排精之后，脉搏由 NO.2 位上浮至 NO.1 位；妇女在排卵期脉搏由 NO.2 位上浮至 NO.1 位（参阅点滑脉）。病理现象有二，一是脑动脉硬化、颈动脉硬化有斑块的患者，脉搏由 NO.2 位上浮至 NO.1 位；妇女阴道炎、宫颈糜烂，分泌物从分泌到排泄，脉搏由 NO.2 位上浮至 NO.1 位。

阅读者注意，一个脉象，在不同的点位，就表示这个点位上的特定组织器官出现了病理现象。如果根据教材所写：感冒，风寒型……脉浮紧。这个浮紧叫我们如何去通过脉象分析病情呢？是右寸浮紧还是右关浮紧，抑或左右手寸关尺六部都浮紧呢？这些模棱两可的描述，给教育者、学习者带来许许多多困惑，所以中医的标准化是势在必行的。

［建议］病人在感冒流鼻涕的时候，你去感受病人的右寸部的浮，与右关、尺部的脉象不在同一个水平线上跳动。成年男人遗精后的 1 ~ 3 天之内，两手尺部尤其是左尺部的脉象与两手寸、关部的脉象在同一个水平线上（前已述及男人尺脉恒弱问题），这样你就把浮脉掌握了。

部分文献对浮脉脉象特征的认识：

《脉经》卷一《脉形状指下秘决第一》云：“浮脉，举之有余，按之不足。”

《难经・十八难》云：“浮者，脉在肉上行也。”

李时珍《濒湖脉学・四言诀》云：“浮脉法天，轻手可得。泛泛在上，如水漂木。”《濒湖脉学・七言诀》又云：“浮脉惟从肉上行，如循榆荚似毛轻。”

《徐大椿医书全集・脉诀启悟注释》：“浮在皮毛，如水漂木，举之有余，按之不足。”

《中医诊断学》：“轻取即得，重按稍减而不空，举之泛泛而有余。”

此处需要注意的是，古人和《中医诊断学》对浮脉的描述，没有从“浮脉”的部位上、脉位上更好地阐述清楚，而是把重点放在了力度上。这是古代医家和现代中医在脉象的概念上模糊不清造成的结果。

（二）洪脉

1. 脉象特征　符合以下几个条件即为洪脉。

①脉位：在 NO.1 位。②脉体：脉管（道）粗大。③脉力：脉的搏动在舒张时时限短促而有力，在收缩时时限略长而比舒张时力度稍逊（古人谓其曰：来盛去衰）。④至数：一息六至。

2. 洪脉的点位分布　洪脉主病为热盛。热盛之证，为寸关尺六部均洪，那我们如何判断脏腑器官定位呢？注意寻找力度最大最强的部位。如急性扁桃体炎引发高热寒战，初期热势在肺卫，洪脉只在右寸部。如果高热持续不退，消耗了肺胃津液，则使人口干舌燥，嗜饮凉水，此时右手寸关两部力度最强最大。

[建议] 洪脉的学习，应该去寻找发生高热的患者（如急性扁桃体炎、大叶性肺炎等），其脉洪数有力，是学习洪脉的最好时机。

部分文献对洪脉脉象特征的认识：

《脉经》记载洪脉：“极大在指下。”

《濒湖脉学·四言诀》：“有力洪大，来盛去悠。”

《濒湖脉学·七言诀》云：“洪脉来时拍拍然，去衰来盛似波澜。”

《徐大椿医书全集·脉诀启悟注释》：“洪脉极大，状如洪水，来盛去衰，滔滔满指。”

《中医诊断学》：“洪脉极大，状若波涛汹涌，来盛去衰。”

古人所谓“来盛去衰”，其实质就是桡动脉在搏动时医生手指下感觉的力度，还要区分“来”（即桡动脉的舒张）时的力度，“去”（即桡动脉的收缩）时的力度。

（三）濡脉

1. 脉象特征　符合以下三个条件即是濡脉。

①脉位：脉在 NO.1 位出现（注意：在 NO.2、NO.3、NO.4 位仍然有脉动），

可见于左右手寸关尺任何一部。②脉体：脉管细小如线或相对细小(脉体虽然不是细小如线，但是比其余脉体小，亦作为细脉，我称之为相对细脉)。③脉力：脉在搏动时力量小而不能任指，也叫作“无力脉”。

2. 濡脉的点位分布　濡脉主湿邪，多从外感六淫而来。根据湿邪的特性和致病特点，湿邪容易侵犯以下几个部位。

右寸部NO.1位：外感湿邪首犯肺卫，所以右寸的NO.1位是最多出现濡脉的部位。患者会出现微恶风寒，头身沉重，头重如裹，上肢酸沉，舌苔白润等临床表现。

右关部NO.1位：湿邪未解，归于脾胃，或外感湿邪直中脾胃，所以右关部的NO.1位可以出现濡脉。患者出现纳食减少，腹部胀满，大便稀溏，舌苔白润或厚腻等临床表现。

右尺部NO.1位：中焦湿邪未解，终流入下焦，或外感湿邪直中腰府，所以右尺部的NO.1位出现濡脉。在腰府则出现腰部沉重，如负重一般，腿部酸沉乏力。或中焦湿邪下注，在妇女则有白带清稀，色白量多，没有臭味，食欲下降，头昏头晕，人软乏力。

左手寸部几乎没有濡脉出现的可能。

[建议]学习濡脉去寻找头部、上半身沉重的患者，或去寻找间质性肺炎患者，濡脉多在右寸部出现。右寸部（高）与右关尺部（低），寸脉与关脉位仍然不在同一个水平线上。若湿邪刚刚入侵脾胃，则右关脉濡，此时，关脉位高，而两头的寸尺脉低。余仿此。

部分文献对濡脉脉象特征的认识：

《脉经》：“软脉，极软而浮、细。”此处之“软”作“濡”。

《濒湖脉学·四言诀》云：“浮小而软，绵浮水面。”此处之“软”亦作“濡”。

《濒湖脉学·七言诀》云：“濡脉浮细按须轻，水面浮绵力不禁。”

《徐大椿医书全集·脉诀启悟注释》：“濡脉细软，见于浮分，举之乃得，按之即无。”

《中医诊断学》：“浮而细软。”

（四）散脉

1. 脉象特征　符合以下四个条件即是散脉。

①脉位：出现在NO.1位，在NO.2、NO.3、NO.4、NO.5位无脉。②脉体：脉体阔大。③脉力：软而不能任指。在NO.2位以下时没有脉动。④节律：至数不齐。

2. 散脉的点位分布　左右手寸、关、尺三部均出现在NO.1位，在NO.2、NO.3、NO.4、NO.5位无脉。为心脏气血阴阳均极度虚衰，心失所养，导致脉气散乱。

［建议］学习散脉，应去心内科、呼吸科寻找急性充血性心力衰竭、心房颤动或扑动的患者，可以见到脉律散乱的脉象。

部分文献对散脉脉象特征的认识：

《脉经》云："散脉，大而散。散者，气实血虚，有表无里。"

《濒湖脉学·四言诀》云："虚甚则散，涣漫不收。"

《濒湖脉学·七言诀》云："散似杨花散漫飞，去来无定至难齐。"

《脉理求真》云："举之散漫，按之无有，或如吹毛，或如散叶……"

《徐大椿医书全集·脉诀启悟注释》："散脉浮乱，有表无里，中候渐空，按之则绝矣。"注意"有表无里，中候渐空"一句，非为表证和里证之说，而是"浮取而散，中候空豁"之义。

《中医诊断学》："浮散无根，至数不齐。"

（五）芤脉

1. 脉象特征　符合以下几个条件即为芤脉。

①脉位：NO.1位。②脉体：脉管阔大。③脉力：NO.1位时无力或有力，NO.2、NO.3位以下时没有脉动，NO.4位可以有脉动，古人称作"中空。"

注意：有力芤脉预示即将大出血或出血停止后又即将再次大出血，大出血的芤脉多与数脉并存；无力之芤脉，为失血过多，气血耗散，预示出血不会再次出现。或见于久病重危病患者，在濒死前的阴阳离决，阳气外散。

2. 芤脉的点位分布　注意芤脉的形成与出血有关，即将大出血或大出血之后不久，都会出现芤脉。容易出现的脏器有以下几个：

右寸部NO.1位：肺脏，多见于支气管扩张大咯血、空洞型肺结核大咯血、中心型肺癌大咯血等。芤脉出现在右寸 NO.1 位。

右关部 NO.1 位：胃肠道，多见于胃溃疡、十二指肠壶腹部溃疡或复合型溃疡的大出血、胃部肿瘤大出血。芤脉出现在右关 NO.1 位。

左关部 NO.1 位：妇科的黏膜下子宫肌瘤大出血、功能失调性子宫出血，属于中医崩证范畴。芤脉出现在左关 NO.1 位。

临床表现：大出血的患者，都会有咯血、吐血、阴道出血量多，头昏头晕，心慌烦躁，出汗或大汗淋漓，甚至昏厥。

濒死前患者，若出现芤脉，则不属于出血范畴，见离脉（阴阳离决脉）。

［建议］学习芤脉，应该去寻找中心型肺癌、支气管扩张、空洞型肺结核（芤脉可以预示大出血前兆）的患者，在右寸部感受芤脉；上消化道大出血（即将出血时）在右关部感受芤脉；妇女子宫大出血（即将出血时）在左关部感受芤脉。

实际上我不认为芤脉只是在大出血之后才出现，而且，在大出血之后，你去感受芤脉为时已晚，因为大失血患者往往能得到及时的救治，如输液或输血的治疗措施早已经跟上，你去哪里体会芤脉呀！

部分文献对芤脉脉象特征的认识：

《现代汉语词典》：“芤，古书上指葱。”

《脉经》云：“芤脉，浮大而软，按之中央空，两边实。”

《濒湖脉学·四言诀》云：“有边无中，其名曰芤。”

《濒湖脉学·七言诀》“芤形浮大软如葱，边实须知内已空。”

《徐大椿医书全集·脉诀启悟注释》：“芤乃草名，绝类慈葱，浮沉俱有，中候独空。”

《中医诊断学》：“浮大中空，如按葱管。”

（六）革脉

1. 脉象特征　符合以下几个条件即为革脉。

①脉位：NO.2、NO.3、NO.4 位可见。②脉力：血管壁厚实坚硬，有力而搏指，而管壁几乎没有弹性。③流利度：模糊空涩。

2. 革脉的点位分布　革脉属于典型的动脉硬化的脉象，其分布在左右手寸、关、尺六部。

［建议］学习革脉，多去体会动脉硬化患者的脉象，还要注意，不是所有动脉硬化的患者都会出现革脉，它必须有血管壁明显增厚，管腔狭小，血管壁厚实坚硬（古人叫如按鼓皮），才是革脉。

部分文献对革脉脉象特征的认识：

《脉经》云："革脉，有似沉、伏，实、大而长，微弦。"

《濒湖脉学·四言诀》云："芤而弦急，革脉使然。"

《濒湖脉学·七言诀》曰："革脉形如按鼓皮，芤弦相合脉寒虚。"

《徐大椿医书全集·脉诀启悟注释》云："革大弦急，浮取即得，按之乃空，浑如鼓革。"

《中医诊断学》："浮而搏指，中空外坚，如按鼓皮。"

以上是浮脉类六脉，它们的共同点是：脉位在 NO.1 位上。不同点应该从脉力、脉体大小和至数上去分别：浮脉之力度和脉体，随病因（六淫）之不同而可大可小；洪脉脉体阔大，力度来盛去衰；芤脉浮大而中空；濡脉之脉体细小，力度软而无力；散脉浮大，至数不齐；革脉血管壁厚而坚硬，脉流模糊。

二 沉脉类

包括：沉脉、伏脉、牢脉、弱脉。

（一）沉脉

1. 脉象特征　符合两个条件即为沉脉。

①脉位：在 NO.4 位（医生手指之力按之至手腕肌肉）上触及有力的脉搏动。②脉力：有力。（注意：无力之脉是不可能按到 NO.4 位还有脉搏动的）

沉脉与浮脉一样，单纯的沉与浮是不能进行临床辨证的，只能辨别病位的深浅而已。

2. 沉脉的点位分布　只要是在左右手寸关尺三部的 NO.4 位的脉象都属于沉脉。

右寸部 NO.4 位属于肺部。

右手关部 NO.4 位：此点位属于中气中阳、胰腺。脉来无力为中气亏虚、脉来空大无力为中阳亏虚，脉来有力或弦大涩，糖尿病脉象。参考《中医基础理论》《中医内科学》有关中气亏虚、中阳亏虚、消渴病（糖尿病）的证候描述。

右手尺部 NO.4 位：此点位属于肾气肾阳。若 Y-CH-NO.4 位，脉体粗细适中，按之无力者，属于肾气亏虚；若 Y-CH-NO.4 位，脉体阔大，中空无力者，为肾阳亏虚。大家参考《中医基础理论》《中医内科学》肾气亏虚、肾阳亏虚的证候描述。

左手寸部 NO.4 位：左寸属于心，属于心的心气、心阳、心血、心阴。无力为心气亏虚，空大无力为心阳亏虚，脉细无力为心血亏虚，脉细数无力为心阴亏虚。参考《中医基础理论》《中医内科学》中相关的证候描述。

左手关部 NO.4 位：左关部属于肝，肝阴、肝血容易亏虚；肝气失于条达则导致气郁血瘀。参考《中医基础理论》《中医内科学》《中医妇科学》中相关的证候描述。

左手尺部 NO.4 位：左尺部属于肾，主妇女输卵管、输卵管伞、卵巢，男性前列腺，男女阴、精。输卵管炎症或堵塞，会出现左右下腹部疼痛，腹腔有积液；如患有多囊卵巢综合征、卵巢囊肿，也会出现左右下腹部疼痛、月经周期紊乱等临床表现。

[建议] 学习沉脉，要去寻找感受寒邪之后多年不愈的痛经或患有慢性溃疡性结肠炎的患者。

部分文献对沉脉脉象特征的认识：

《脉经》云："沉脉，举之不足，按之有余。一曰重按之乃得。"

《濒湖脉学·四言诀》云："沉脉法地，近于筋骨。"

《濒湖脉学·七言诀》曰："水行润下脉来沉，筋骨之间软滑匀。"

《徐大椿医书全集·脉诀启悟注释》云："沉行筋骨，如水投石，按之有余，举之不足。"

《中医诊断学》："轻取不应，重按始得。"

（二）伏脉

1. 脉象特征　符合以下两个条件即为伏脉。

①脉位：在 NO.5 位（即医生之指力重按之至手腕筋骨）上可触及有力脉的搏动。②脉力：有力（比沉脉力度更大，否则不可能按至筋骨还有脉的跳动）。

2. 伏脉的点位分布　伏脉点位分布见于左右手寸关尺三部的 NO.5 位。

右寸 NO.5 位：此点位查肺部结节、肺纤维化、钙化点。

右关 NO.5 位：此点位查胰腺病变。如胰腺结节，包括胰腺囊腺瘤、胰岛细胞瘤、胃泌素瘤、慢性胰腺炎等。

左寸 NO.5 位：此点位查心脏瓣膜病变，如心脏瓣膜的退行性改变、瓣膜相对关闭不全、二尖瓣脱垂。

左关 NO.5 位：此点位查子宫肌瘤、脂肪肝。子宫肌瘤分黏膜下子宫肌瘤、浆膜下子宫肌瘤、肌壁间子宫肌瘤。一般来说，左关 NO.5 位，切脉小点状脉，脉体小，提示肌瘤体积小，肌瘤位置多在浆膜下或肌壁间，这种情况妇女的阴道出血量少；如果圆点状脉体略大，提示肌瘤体积略大，肌瘤位置多在黏膜下，会出血不规则，阴道大出血可能。

左尺 NO.5 位：此点位查肾脏的结石，肾脏因肾小球破坏较多引起的尿蛋白增加、尿血等。

［建议］学习伏脉，去寻找多年腹痛的患者，在右关部容易找到伏脉。右寸部、左尺部、左寸部、左关部都可以切到伏脉。

部分文献对伏脉脉象特征的认识：

《难经·十八难》记载："伏者脉行筋下也。"

《脉经》云："伏脉，极重指按之，着骨乃得。"

《濒湖脉学·四言诀》云："深深在下，沉极为伏。"

《濒湖脉学·七言诀》曰："伏脉推筋着骨寻，指间裁动隐然深。"

《徐大椿医书全集·脉诀启悟注释》云："伏脉隐伏，更下于沉，推筋着骨，始得其形。"

《中医诊断学》定为："重手推筋按骨始得，甚则伏而不见。"

（三）牢脉

1．脉象特征　符合以下几个条件即为牢脉。

①脉位：在NO.4、NO.5位上（即医生手指重按至手腕肌肉和筋骨之间可见其脉）。NO.2、NO.3位上有脉动，但没有NO.4、NO.5位上的牢脉坚实有力。②脉力：脉舒张与收缩时都坚实有力（无中空、滑利之感），就像手指下按着一根实心的橡皮筋一样。

2．牢脉的点位分布　可以参考伏脉介绍的有关内容。一般来说，脉搏的跳动力度，在NO.4位以下会减弱。当我们切脉的时候，手指下的一根桡动脉，使劲压至手腕的筋骨去，正常情况下桡动脉一定会被压闭，就没有脉的跳动了。但是在异常情况下，我们手指压至NO.5位，它的确会有跳动，完全不能被压闭。此时使用大力压至筋骨仍然有脉跳，所以我们叫这类脉象为牢脉。

注意：即医生按住病人脉搏，力度维持不动，其脉的搏动能鼓动医生的手指头。

［建议］学习牢脉，在左尺部去寻找几类患者：一是前列腺肥大的男性患者；二是患有子宫肌瘤的妇女；三是器官的组织纤维化的患者。

部分文献对牢脉脉象特征的认识：

《千金翼方》记载："按之实强，其脉似沉似伏，名曰牢。"

《濒湖脉学·四言诀》云："有力为牢，实大弦长。"

《濒湖脉学·七言诀》曰："弦长实大脉牢坚，牢位常居沉伏间。"

《诊宗三昧》记载："牢脉者，弦大而长，举之减少，按之实强，如弦缕之状。"

《徐大椿医书全集·脉诀启悟注释》云："牢在沉分，大者弦实，浮中二候，了不可得。"

《中医诊断学》："沉按实大弦长。"

（四）弱脉

1．脉象特征　符合以下几个条件即为弱脉。

①脉位：在NO.4位上（即医生手指重按至手腕肌肉）。两手某一部或两手六部均可出现。在NO.1、NO.2、NO.3、NO.5位上无脉动。②脉体：脉体细小或若蛛

丝。③脉力：力度尤小，不能胜指，若蛛丝般按之欲绝。

2. 弱脉的点位分布　首先我说明，为什么弱脉位层次在 NO.4 位？弱脉是一个极其无力的脉象，古人说弱脉极细、极沉、极无力，极沉就是按之至筋骨为极沉，那么极沉还有脉动就不叫弱脉了，而是前面介绍的伏脉、牢脉了。

弱脉的分布，在左右手寸关尺六部 NO.4 位，一般多见于全身阴阳气血虚衰，气虚不能鼓动脉气则脉沉，阴血亏虚，不能充盈于脉道，则脉管细小。

［建议］学习弱脉，去寻找慢性胃肠道疾病、慢性消耗性疾病的患者（例如消化道的癌症）、慢性失血的患者（包括部分再生障碍性贫血、白血病、功能失调性子宫出血等）、充血性心力衰竭的患者。这些人群的气血耗损，脏腑、经络亏损或空虚，就容易出现弱脉。若亏损较轻，则只是出现在某一个脏腑、某一个经络，此时弱应该只是出现于某一部；若损伤太重，波及五脏六腑，阳、气虚而无力鼓动脉搏，阴、血虚则无血液充盈于脉道，故弱脉此时两手六部均出现，预示病情严重。

部分文献对弱脉脉象特征的认识：

《脉经》云："弱脉，极软而沉细，按之欲绝指下。一曰按之乃得，举之无有。"

《千金翼方》记载："按之乃得，举之无力，濡而细，名曰弱。"

《濒湖脉学·四言诀》云："无力为弱，柔小如绵。"

《濒湖脉学·七言诀》云："弱来无力按之柔，柔细而沉不见浮。"

《徐大椿医书全集·脉诀启悟注释》论弱："弱脉细小，见于沉分，举之则无。"

《中医诊断学》："极软而沉细。"

以上是沉脉类四脉，它们的共同点是：沉、牢、弱三脉，脉位俱在 NO.4 位（就是古人和目前中医常分的浮、中、沉的沉位），伏脉在 NO.5 位。

其不同应该从脉体、脉力上进行区别：弱脉脉力弱小，几无脉力可言；沉脉力度强于弱脉，却逊于伏脉和牢脉，而力度随病情之不同可大可小；伏脉力度大（否则推按至筋骨即没有脉动了），而脉体可大可小。

牢脉和弱脉之别：牢脉脉力大，脉体亦大；弱脉脉力小，脉体亦小。

二 迟脉类（附：损脉、败脉、夺精脉）

包括：迟脉、缓脉、涩脉、结脉。

（一）迟脉

1. 脉象特征　符合一个条件即为迟脉。

至数：一息三至。即脉的跳动每分钟在60次以内。

迟脉是一个至数脉，是很容易掌握的脉象。

2. 迟脉的点位分布　迟脉是一个至数脉，脉跳慢六部均迟，脉跳快则六部均数，这是脉动的规律，不可能也不会出现寸部快而尺部慢的情况。迟脉一息三至，每分钟脉跳50次左右。根据迟脉的力度，迟而有力为实寒，迟而无力为虚寒。迟脉无力多见于心、脾、肾三脏。

左寸部NO.2、NO.3、NO.4位：此点位为心所主，提示心阳虚。临床表现：心跳缓慢，面色苍白，心胸憋闷，短气乏力，四肢不温，心胸多冷汗，舌体淡胖，有齿痕，左寸脉迟无力。

右关部NO.3、NO.4位：此点位为脾阳虚。临床表现：出现大便稀溏，大便色青，完谷不化，四肢不温，消瘦乏力，舌体淡胖，苔白厚腻，右关迟而无力。

右尺部NO.3、NO.4位：肾阳虚则出现腰膝酸软乏力，腰以下冷感明显，小便清长，夜尿频繁，右尺脉迟而无力。

迟而有力见于实寒，也与阳气相关的脏腑有关。

左寸部NO.2、NO.3、NO.4位：寒邪入侵于心，多见于冠状动脉粥样硬化性心脏病患者，部分患者在夏季尚可，一旦进入冬季，气候寒冷，耗损人体阳气，寒邪乘虚而入于心。临床表现：心胸部绞痛，背痛彻心，心痛彻背，四肢厥冷，嘴唇苍白发青或发绀，心胸憋闷有窒息感，冷汗淋漓，脉迟有力或紧脉兼迟等。无论心阳虚还是外寒入侵于心，所发多见于病态窦房结综合征患者。

左关部NO.3、NO.4位：外感寒邪或饮食生冷，寒邪直中足厥阴肝经。临床表现：尤其是妇女剧烈的痛经，小腹部正中冷痛、绞痛难忍，经色黯黑，有小碎粒，出血不畅则小腹部痛甚，出血畅则疼痛缓解，腹部喜温怕冷，唇色青紫或苍白，四肢厥冷，脉来迟而有力或紧脉兼迟等。

右关部NO.2、NO.3、NO.4位：脾胃有寒，多见于饮食生冷，如冰冻食品，或冬季寒冷，寒邪直中脾胃。临床表现：患者出现腹部冷痛，兼见腰部冷痛，大便溏薄，完谷不化，四肢厥冷，面色苍白发青，脉来迟而有力或紧脉兼迟等。

右尺部NO.1、NO.2位：多见于外感寒邪直中腰府。临床表现：出现腰骶部、腿部冷痛，夜间尤甚，兼见脐腹部冷痛，这些部位的肌肉痉挛发僵，喜温怕冷，脉来迟而有力或紧脉兼迟等。

［建议］学习迟脉，去寻找窦性心动过缓、病态窦房结综合征（即病态窦房结综合征的窦性心动过缓）等患者，部分心肌炎患者也可见迟脉，脉率虽迟但脉律整齐者，在他们手腕上容易见到迟脉。

部分文献对迟脉脉象特征的认识：

《脉经》云："迟脉，呼吸三至，去来极迟。"

《濒湖脉学·四言诀》云："迟脉属阴，一息三至。"

《濒湖脉学·七言诀》云："迟来一息至惟三，阳不胜阴气血寒。"

《徐大椿医书全集·脉诀启悟注释》载："迟脉属阴，象为不及，往来迟慢，一息三至。"

（二）缓脉

1. 脉象特征　符合以下三个条件即为缓脉。

①至数：一息四至。即每分钟脉搏跳动在64 ~ 72次之间（中青年人在64次左右，老年人在72次左右最好）。②脉力：柔和有力，脉管壁的弹性良好。③节律：均匀整齐。

总结缓脉：以上缓脉的三个条件，是正常人应该追求的一个脉象，不能作病论。缓脉之有病，多表现在脉体、脉力的改变。如缓细脉，就主湿邪为患。

2. 缓脉的点位分布　和迟脉一样是至数脉，缓脉一息四至，一分钟64 ~ 72次。如果脉来和缓流利、柔软，这样的缓脉则是正常人的脉象。

右关部NO.1、NO.2、NO.3、NO.4位：缓脉多与湿邪有相关性，右关部出现细缓相兼脉，一般来说提示脾虚内湿。临床表现：胃纳不佳，腹部胀满，人软乏力，气短，大便稀溏，舌质偏淡，苔白腻等。

[建议]学习缓脉，去寻找两类人：一是正常青年人；二是感受湿邪的人。异常缓脉多容易发生在右手寸、关两部，因为肺与脾胃最容易感受湿邪。例如：细缓，即为有湿邪困阻，多见于右寸部、右关部，因为湿邪可先中人肌表，亦可直接伤人肠胃。

部分文献对缓脉脉象特征的认识：

《脉经》云："缓脉，去来亦迟，小駃于迟。"

《濒湖脉学·四言诀》云："去来小駃于迟，一息四至（戴氏）。"

《濒湖脉学·七言诀》云："缓脉阿阿四至通，柳梢袅袅飐轻风。"

《徐大椿医书全集·脉诀启悟注释》论缓脉："缓脉四至，宽缓和匀，微风轻飐，初春杨柳。"形容轻风抚杨，垂柳漫摆，乃缓脉之义。

《中医诊断学》云："一息四至，脉来怠缓。"

（三）涩脉

1. 脉象特征　符合以下几个条件即为涩脉。

①脉流利度：血液在血管中流动时，医生手指的感觉模糊不清，脉流不清。②只有上下舒张与收缩之感，没有血液向前流动之感觉。③脉律：整齐。

2. 涩脉的点位分布　涩脉跳动模糊不清，是为瘀（淤）血阻滞。瘀血为血液凝结，如血小板凝集、粥样斑块脱落；淤血为血液黏稠度增加、血液流动滞缓。最为常见的部位是左寸部、左关部、左尺部。

左寸部NO.3、NO.4位：此点位脉涩，兼脉来力度有力、脉来力度略弦、脉来弦。涩有力者，为冠状动脉粥样硬化已经开始，患者尚无临床表现出现；涩兼略弦，为冠状动脉粥样硬化进一步加重，心肌供血不畅，患者有轻微的胸部憋闷不适，气短乏力；涩兼弦，为冠状动脉粥样硬化更进一步加重，心肌缺血加重，患者有心胸憋闷、疼痛，或绞痛难忍，需要大口喘气，或需要急救药物才能缓解症状。

左关部NO.3、NO.4位：此点位是我们了解血脂的点位。仍然有涩而有力、涩而略弦、涩而弦之分。可以判断胆固醇、甘油三酯的轻重程度。左关部NO.3、NO.4位，若脉涩，为胆固醇、甘油三酯处于正常值高限；若脉涩而有力，胆固醇、甘油三酯略高于正常值；若脉涩微弦，胆固醇、甘油三酯明显增高，且动脉血管壁有脂质类物质沉积；若脉涩兼弦，则胆固醇、甘油三酯增高，并兼有动脉硬化。因此，我们根据涩脉兼见脉的力度可以判断胆固醇、甘油三酯的增高程度以及对动脉血管壁的不良影响。

左尺部 NO.3、NO.4 位：可以判断育龄期男女的精卵质量，男子精子质量差，即弱精症时，左尺 NO.3、NO.4 位涩而无力；如果因为男性前列腺炎症、精索静脉曲张等疾病造成精子质量不良，则左尺 NO.3、NO.4 位涩而有力；女性卵泡发育不良情况，左尺 NO.3、NO.4 位涩而无力；如果因多囊卵巢综合征、附件炎症等疾病所致卵泡发育不良，则左尺 NO.3、NO.4 位涩而有力。

［建议］涩脉是一个十分难于掌握的脉象，可根据我在上面提供的条件，多加练习，并结合临床实例，是不难克服的。例如：妇女的经期延后、经血颜色紫暗和部分痛经的人，在左关部去体会涩脉；冠心病的人群等，在左寸部去体会涩脉。

注意：尤其要仔细揣摩脉流通过你手指头时那种模糊的感觉。

涩脉是一个十分难于学好的脉象。根据古代医家对涩脉的认识，总结起来有以下几个条件：首先是脉率迟，应在每分钟 60 次以内；其次是脉道细小；三是《脉经》还提到了脉律不齐；四是流利度，艰涩不畅。

我在大量的临床病例中反复印证，涩脉的脉体可大可小，而且与脉迟数无关，与脉律齐与不齐亦无关。那到底什么是涩脉呢？历代医家提到了“往来艰涩”“如轻刀刮竹”等字眼，脉流在指下到底是一个什么感觉？这就是一个十分难于理解的问题。解决它的唯一办法就是我的反推法：根据病员有瘀血的临床表现，反过来寻找病员手腕上桡动脉“涩”的感觉。我得出的结论就是：①血液在血管中流动时，医生手指的感觉模糊不清。②只有脉管舒张与收缩，而脉管之中没有血液流动之感。有了这两种感觉，即为涩脉了。

部分文献对涩脉脉象特征的认识：

《素问·脉要精微论》云：“涩则心痛。”

王冰注释《素问·脉要精微论》：“涩者，往来时不利而蹇滞也。”

《脉经》云：“涩脉，细而迟，往来难且散，或一止复来。一曰浮而短；一曰短而止；或曰散也。”

《濒湖脉学·四言诀》云：“迟细为涩，往来极难。”

《濒湖脉学·七言诀》云："细迟短涩往来难，散止依稀应指间。如雨沾沙容易散，病蚕食叶慢而艰。"

《徐大椿医书全集·脉诀启悟注释》曰："涩脉艰滞，如刀刮竹，迟涩而短，三象俱足。"注意：迟、涩、短三者之象，俱为不足之脉，形容涩脉脉气之艰涩尔。

《中医诊断学》总结历代医家对涩脉的认识："往来艰涩不畅，如轻刀刮竹，与滑脉相反。"

（四）结脉

1. 脉象特征　符合以下几个条件即为结脉。

①脉率：迟慢，每分钟在60次以内。②脉律：脉搏动的节律不整齐，停歇或早搏，没有规律。

结脉是一个至数和脉律相结合的脉象，应该十分好掌握。

2. 结脉的点位分布　结脉亦是一个节律脉，六部脉均结。我个人认为，结脉多与心脏问题有关。六部均结，主要看左寸部的有力和无力。

结而有力为实证，多与心气阻滞、心脉瘀滞、痰湿阻滞有关。结而有力点位分布如下：

左寸部NO.3、NO.4位：心气阻滞，则有心悸，心胸胀满感，甚至胀满疼痛，呼吸欠通畅，结脉多与弦脉并见。

左寸部NO.3、NO.4位：心脉瘀滞，则有心悸，心跳有停歇，心胸部刺痛，疼痛范围呈小点，如针锥刺痛般，所以结脉多与涩脉并见。

左寸部NO.3、NO.4位：痰湿阻滞，则有心悸，心跳停歇感，心胸胀闷不适，痰多，身体肥胖，结脉多与滑脉并见。

结而无力多见于心气亏虚、心阳亏虚，点位分布如下：

左寸部NO.3、NO.4位：结而无力为心气亏虚。患者有心悸、心累，气短乏力，面色苍白，动则心胸出汗等临床表现。

左寸部NO.3、NO.4位：结而脉体空大无力，为心阳亏虚。临床表现：患者有心累心悸，心跳停歇感更为明显，心前区隐隐冷痛，遇寒加重，面色苍白，四肢不温。

［建议］学习结脉，去寻找病毒性心肌炎、风湿性心肌炎（这两种心肌炎在心

电图出现二度或三度房室传导阻滞）、病态窦房结综合征（即病态窦房结综合征的窦性心动过缓）的患者。这些患者，脉率既迟，脉律又紊乱，因此，在他们手腕上容易见到结脉。

部分文献对结脉脉象特征的认识：

《脉经》云："结脉，往来缓，时一止复来。按之来缓，时一止者，名结阳。初来动止，更来小数，不能自还，举之则动，名结阴。"

《濒湖脉学·四言诀》云："结则来缓，止而复来。"

《濒湖脉学·七言诀》云："结脉缓而时一止，独阴偏盛欲亡阳。"

《徐大椿医书全集·脉诀启悟注释》论结脉："结为凝结，缓时一止，徐行而怠，颇得其旨。"

《中医诊断学》云："脉来缓而时一止，止无定数。"

附：

（1）损脉

脉象特征：①至数：一呼一吸脉动两次（按正常人呼吸16～18次每分钟计算，为32～36次每分钟）。②脉力：脉跳动时多无力。

中医所说损脉，常见于西医学所称之病态窦房结综合征。

（2）败脉

脉象特征：①至数：一呼一吸脉动一次（按正常人呼吸16～18次每分钟计算，为16～18次每分钟）。②脉力：脉跳动时多无力或不能任指。③脉体：脉体细小或微若游丝。

中医所描述的败脉，多见于濒死前的患者。

（3）夺精脉

脉象特征：①至数：两息的时间内脉动才一次（按正常人呼吸16～18次每分钟计算，为8～9次每分钟）。②脉力：脉跳动时极其无力，若有若无。③脉体：脉体微细若游丝。

夺精脉多见于濒死前的患者。《濒湖脉学·四言诀》有云："二损一败，病不可治。两息夺精，脉已无气。"

以上是迟脉类四脉，迟脉、缓脉、结脉三脉之共同点是：脉的搏动频率缓慢。不同点是：迟脉一息三至；缓脉一息四至；结脉缓慢之中有歇止现象，而且这种歇止没有规律。

涩脉之脉流模糊不清，与至数无关，也就是说涩脉可以与数脉并见，也可以与迟缓脉并见。

四 数脉类

包括：数脉、促脉、疾脉、动脉。

（一）数脉

1. 脉象特征　符合以下一个条件即为数脉。

一息（一呼一吸为一息）5 ~ 6 至（以 16 ~ 18 次每分钟计算：5 至应为 80 ~ 90 次每分钟；6 至应为 96 ~ 108 次每分钟），与其余几个条件无关。我在临床，如果平时心率是 60 ~ 70 次每分钟，那么 80 次就计算为数脉了，因为此时患者已经感觉心跳加快的不适了。

2. 数脉的点位分布　数脉也是一个至数脉，六部均数。数脉主热证，数而有力为实热，数而无力为虚热。

数而有力脉，多因于脏腑功能亢盛，如心、肝、胃功能亢盛产生心火炽盛（上炎）、肝火炽盛（上炎）、胃火炽盛（上炎），常见点位分布如下：

左寸部 NO.1、NO.2、NO.3 位：左寸部 NO.1 位弦大为心火上炎。因为嗜食辛辣刺激食品或烦躁易怒，导致心火旺盛。此时，Z–C–NO.3 位脉象弦大数，根据火性炎上特性，心火向上向外发散，故而脉位从 NO.3 位向 NO.2 位向 NO.1 位上行。临床表现：或口舌疼痛，舌尖红赤生疮肿痛，或口舌糜烂。

左寸部 NO.2 位：此点位为心火炽盛。临床表现：心跳心累，心情烦躁不安，面色红赤，失眠多梦。

左寸部 NO.1、NO.2、NO.3 位，脉象弦大数为心火旺盛；若兼见左尺部 NO.1、NO.2 位有力而数或弦数，则为心火下移与小肠经。临床表现：小便赤色短少或色黄，尿路涩滞疼痛，尿道灼热或膀胱区热胀疼痛。

左关部 NO.2、NO.3、NO.4 位：此点位为肝火炽盛，数而有力。临床表现：患者心情烦躁，暴躁易怒，右上腹部胀满不适。

左关部 NO.1 位：此点位为肝火上炎，数而弦大。火性炎上，肝火炽盛日久必循足厥阴肝经上犯。临床表现：心烦易怒，面色红赤，双目红赤胀痛，或青年女性随月经周期而出现面部痤疮、红赤，经前发作，经后缓解，如是反复发作。如患有肺结核、支气管扩张，会诱发咯血。

右关部 NO.2、NO.3、NO.4 位：此点位为胃火炽盛，数而有力。临床表现：胃脘灼热，口干口渴，常思冷饮，大便秘结。

右关部 NO.1 位：此点位为胃火上炎。临床表现：胃火循足阳明胃经上犯，牙龈红赤肿痛，甚至糜烂，或青年男女面部痤疮红赤，此起彼伏。

并有数而无力的点位分布，数主热证，实则有力，虚则无力，数而无力常见于阴虚证。我们看看阴虚最容易出现的脏器，如心阴虚、肝阴虚、肾阴虚，其次为肺阴虚。

左寸部 NO.2、NO.3、NO.4 位：心阴虚脉细、数、无力。心阴亏虚，阴虚不能充盈于脉道，则脉体细小；阴虚阳盛，则脉来数，因为阴虚虚热扰动，则脉来无力。临床表现：心情烦躁，夜寐不安，心慌，失眠多梦，潮热盗汗，五心烦热，舌红少津等。

左关部 NO.2、NO.3、NO.4 位：肝阴虚脉细、数、无力。肝阴亏虚多由于气郁化火伤阴及温热病后耗伤肝阴。临床表现：眩晕耳鸣，目涩，胁肋疼痛，五心烦热，潮热盗汗，手足蠕动，月经量少，舌红少津等。

左尺部 NO.3、NO.4 位：肾阴虚脉细、数、无力。肾阴亏虚多由于温热病后期阴液耗伤或长期熬夜暗耗阴液所致。临床表现：腰膝酸软乏力，眩晕耳鸣，五心烦热，潮热盗汗，女性经少或闭经，舌红少津等。

右寸部 NO.3、NO.4 位：肺阴虚脉来细、数、无力。由于热病耗灼阴液或结核犯肺，伤耗肺阴所致。临床表现：潮热盗汗，五心烦热，形体消瘦，双颧潮红，唇色常赤，或干咳少痰，舌红少津等。

[建议] 学习数脉，去寻找两类人群：一是发热的患者；二是心、肝、胃三脏

器功能亢盛而有火热之证者。如心火炽盛，左寸可见数而有力之脉；肝火炽盛，左关数而有力；胃火炽盛，右关数而有力即是。

部分文献对数脉脉象特征的认识：

《素问》记载："脉流薄疾。"

《脉经》云："数脉，去来促急。一曰一息六七至；一曰数者进之名。"

《诊家枢要》云："数，太过也，一息六至，过平脉两至也。"

《濒湖脉学·四言诀》："数脉属阳，六至一息。"

《濒湖脉学·七言诀》云："数脉息间常六至，阴微阳盛必狂烦。"

《中医诊断学》："一息脉来五至以上。"（相当于每分钟脉搏在90次以上）

（二）促脉

1. 脉象特征　符合以下几个条件即为促脉。

①至数：一息为5～6至。②节律：不整齐（即有早搏或停歇），早搏或停歇没有规律性。

2. 促脉的点位分布　促脉是一个节律脉，即在至数的基础上出现脉搏六部节律不齐。我个人意见仍然归属于心。促脉有力为实，促而无力为虚。

促而有力，左寸部NO.2、NO.3、NO.4位，多见于心火亢盛、急性风湿性心肌炎、急性风湿热、急性风湿性瓣膜病、高血压心脏病等。

促而无力，多见于病毒性心肌炎和一些心脏疾病晚期，损伤心脏的气血阴阳，心失所养，心无所主。

［建议］学习促脉，去寻找心律失常的人群。例如：功能性期前收缩（可见于正常人，亦可见于器质性心脏病患者）的房性期前收缩、室性期前收缩、心房颤动等患者。

部分文献对促脉脉象特征的认识：

《脉经》云："促脉，来去数，时一止复来。"

《濒湖脉学·四言诀》云："数见寸口，有止为促。"

《濒湖脉学·七言诀》云："促脉数而时一止，此为阳极欲亡阴。三焦郁火炎炎盛，进必无生退可生。”

注意：“进必无生退可生”之义，是指歇止的次数逐渐增加或逐渐减少而言，逐渐增加为病情加重，逐渐减少为病情减轻。

《徐大椿医书全集·脉诀启悟注释》论促脉：“促为急促，数时一止，如趋而蹶，进则必死。”

（三）疾脉（附：极脉、脱脉、浮合脉）

1. 脉象特征　符合一个条件即为疾脉。

至数：一呼一吸为七至。与其余几个条件无关。以正常人每分钟呼吸 16 ~ 18 次计算，相当于每分钟脉搏 112 ~ 126 次。

注意：婴儿脉跳一息七至为正常，不作疾脉论。

2. 疾脉的点位分布　疾脉是一个至数脉，多见于高热患者，请参考洪脉、数脉。

［建议］学习疾脉，去寻找窦性心动过速、阵发性房性心动过速、阵发性室性心动过速等心律失常患者的脉象。一般来说，患者两手六部脉均为疾脉，但应该把注意力放在脉体的粗细大小、脉力的强弱、有无滑涩之感等，才能正确判断脏腑病位，病因病机。

部分文献对疾脉脉象特征的认识：

《濒湖脉学·四言诀》云：“七疾八极，九至为脱。”

《徐大椿医书全集·脉诀启悟注释》论疾脉：“疾为急疾，数之至极，七至八至，脉流薄疾。”

《中医诊断学》：“脉来急疾，一息七八至。”

附脉：

（1）极脉

符合以下几个条件即为极脉。

①至数：一呼一吸之间，脉跳八次。以正常人每分钟呼吸 16 ~ 18 次计算，病人心跳 128 ~ 144 次每分钟。②脉体：细小。③脉力：脉的搏动软而无力。

（2）脱脉

脉象特征：①至数：一呼一吸之间，脉跳九次。以正常人每分钟呼吸 16 ~ 18 次计算，病人心跳每分钟 144 ~ 162 次。②脉体：细小。③脉力：脉的搏动软而无力。

（3）浮合脉

符合以下几个条件即为浮合脉。

①至数：一呼一吸之间，脉跳十次以上。以正常人每分钟呼吸 16 ~ 18 次计算，病人心跳 160 ~ 180 次每分钟。②脉体：微若游丝。③脉力：脉的搏动不能胜指，若有若无。

以上三种脉象，常见于急性左心功能衰竭、阵发性室上性心动过速等病。

（四）动脉

1. 脉象特征　符合以下几个条件即为动脉。

①脉位：见于左右手寸关尺三部的 NO.2 位上。②脉体：体象圆滑而阔大。③脉力：脉管在舒张时的时限短而有力，脉管在收缩时的时限长而少力，脉流有向上弹顶、而且一触即返的感觉。④至数：一息五至以上。

2. 动脉的点位分布　动脉我更倾向于是一个怀孕的脉象，《素问·平人气象论》曰：“妇人手少阴脉动甚者，妊子也。”手少阴经位于左寸部，出现动脉考虑怀孕初期，一旦胚胎着床发育，则六脉俱动。

[建议] 学习动脉，去寻找有孕的年轻妇女，此时体会动脉是最佳时机。你可以体会到动脉与滑脉是分离的两个脉象，动脉向上弹顶，滑脉向前流去。

注意：动脉是一个难于掌握的脉象。如《徐大椿医书全集·脉诀启悟注释》所说：脉形如豆，必兼滑数。如按古人所说，我更倾向于它就是一个滑脉，而非动脉。怎样与滑脉鉴别？就我个人理解的滑、动二脉，以歌诀概括之：

滑脉如珠向前流，动脉上弹一触休。滑脉可缓亦可数，动脉圆滑数中求。

部分文献对动脉脉象特征的认识：

《脉经》曰：“动脉，见于关上，无头尾，大如豆，厥厥然动摇。”

《伤寒论》云：“阴阳相搏，名曰动。阳动则汗出，阴动则发热，形冷恶寒者，此三焦伤也。若数脉见于关上，上下无头尾，如豆大，厥厥动摇者，名曰动也。”

《濒湖脉学·四言诀》云：“数见关中，动脉可候。厥厥动摇，状如小豆。”

《濒湖脉学·七言诀》云：“动乃数脉，见于关，上下无头尾，如豆大，厥厥动摇。”“动脉摇摇数在关，无头无尾豆形团。其原本是阴阳搏，虚者摇兮胜者安。”

《徐大椿医书全集·脉诀启悟注释》云：“动无头尾，厥厥动摇，其形如豆，必兼滑数。”

《中医诊断学》：“脉形如豆，厥厥动摇，滑数有力。”

以上是数脉类四脉，它们的共同点是：脉率都快（一息五至以上）。不同点是：数脉一息五、六至；疾脉一息七至；促脉一息亦在五至以上，其中兼有歇止或早搏现象，而其歇止和早搏是没有规律性的；动脉亦在一息五至以上，但脉的形态和力度比较特殊，具体可见我给出的动脉的几个条件。

五 虚脉类

包括：虚脉、微脉、细脉、代脉、短脉。

（一）虚脉

1. 脉象特征　符合以下几个条件即为虚脉。

①脉位：左右手寸部、右关部、右尺部三部都可出现，虚脉出现在这些部位的NO.1、NO.2位上。②脉体：阔大（如果细小之脉，在指下绝对触及不到空豁之感）。③脉力：在NO.1、NO.2位上脉来搏动无力，不能任指；在NO.3、NO.4位上，虚空无脉。

2. 虚脉的点位分布　虚脉多由于气血阴阳亏虚，阴和血不能化生阳和气，阳和气亏虚不能化生阴和血，互相影响。阴血亏虚不能收敛阳气，阳和气向外向上散发，则脉来阔大；阳气亏虚，不能温煦阴血，推动乏力则脉来无力。其点位分布多在左右寸部、右关部、右尺部。

右寸部NO.1、NO.2位：此部位出现虚脉为肺卫气虚。临床表现：这类患者容易感冒，反复出现鼻部的症状，额头、眉棱骨、双颧疼痛。上半身自汗，动则汗多，劳则头昏乏力，气短等。

左寸部 NO.1、NO.2 位：此部位虚脉为心的阳气亏虚。临床表现：患者面色苍白、气短乏力，动则心累心跳，心胸汗多或头晕头昏等。

右关部 NO.1、NO.2 位：此部位为脾气亏虚（中气中阳亏虚）。临床表现：患者面色苍白或萎黄，纳食差，经常不思饮食，大便溏薄，便色发青，气短乏力，四肢不温，自汗。注意脾气亏虚（中气中阳不足）者常患三低病，低血压、低血糖、低血小板等。

右尺部 NO.1、NO.2 位：此部位为肾阳（肾气）亏虚。临床表现：头晕头昏，耳鸣，腰膝酸软乏力，腰以下常觉寒冷，阳痿早泄，白带清稀，尿液清长等。

［建议］学习虚脉，你可以去寻找特别容易出汗、易感冒的患者，在病员的右寸部可以见到虚脉；设若病员常有低血糖、低血压的发生，你便在右关部去寻找他的虚脉。

注意：对于虚脉，有的医家认为脉来迟慢，其实虚脉就是一个浮、大、软的脉象，与至数无多大关系。如果拘泥古人之说，浮、大、软同时再兼有迟缓的脉象才叫作虚脉的话，那么，如果有病人出现浮、大、软而兼数的脉象时，叫作什么脉？通过临床观察，我还是更倾向于虚脉和数脉的组合在临床更多见一些。

部分文献对虚脉脉象特征的认识：

《灵枢·终始》云："虚者，脉大如其故而不坚也。"

《脉经》有云："虚脉，迟、大而软，按之不足，隐指豁豁然空。"

《濒湖脉学·四言诀》云："无力虚大，迟而且柔。"

《濒湖脉学·七言诀》云："举之迟大按之松，脉状无涯类谷空。莫把芤虚为一例，芤来浮大似慈葱。"

《徐大椿医书全集·脉诀启悟注释》云："虚合四形，浮大迟软，及乎寻按，几不可见。"

清·黄宫绣《脉理求真》论虚脉："虚则豁然，浮大而软，按之不振，如寻鸡羽，久按根底不乏不散。"

《中医诊断学》总结前人对虚脉的认识："三部脉举之无力，按之空虚。"

（二）微脉

1. 脉象特征　符合以下几个条件即为微脉。

①脉体：脉道纤细若丝。②脉力：脉来极其无力，若有若无，按之欲绝。③脉位：可见于左右手寸关尺三部任何一部，或同时出现在六部脉之上；大多出现在NO.2 位或 NO.3 位或 NO.4 位上的任何一位，脉体若游丝漂浮在水面上或游丝潜伏在水里。

2. 微脉的点位分布　微脉的脉体纤细若丝，搏动极无力，若有若无，按之欲绝。微脉的形成机制是，阳气衰少，不能鼓动血脉流行，因而脉微而无力；气血精髓衰竭，不能充盈于脉道，则脉道微细。

微脉是虚脉的进一步发展，若单部脉出现，则主该部脏之气血亏虚，阳气衰少；若六部脉俱见，则主五脏六腑气血阴阳衰竭。

微脉可见于左右手寸关尺三部任何一部，也可同时出现在六部脉上；大多出现在 NO.2 或 NO.3 或 NO.4 位上，若游丝漂浮在水面或潜藏于水中。

左寸 NO.2、NO.3、NO.4 位：左寸属心，心阳虚衰，不能温煦，则脉道不张，其脉亦细；心气不足则脉搏无力。因此，左寸出现微脉，应考虑心的阳、气、血三者均虚衰。临床表现：患者时有心累心跳或心悸、怔忡，舌质淡胖，苔白润。

右关 NO.2、NO.3、NO.4 位：右关属于脾胃，脾主升清，又主运化。脾阳虚衰，中阳不足，脉气不张，则右关脉纤细；脾胃气衰，不能鼓动脉气运行，则脉来无力。临床表现：病员面色萎黄，或苍白少华，精神萎靡，或不能耐劳，劳则气短自汗，气喘吁吁；或突感饥饿，头昏头晕，热汗淋漓，四肢颤抖；或胃脘与大腹痞满，或隐隐寒凉，长期便溏，或长期完谷不化。舌质淡，边有齿痕，苔白润或白腻。

［建议］学习微脉，多去寻找慢性失血，或急性大失血，或大量失去体液（常见于大吐、大泻、大汗淋漓、重度烧烫伤），或心力衰竭的患者。发生这些情况的患者大多六脉均为微脉。

部分文献对微脉脉象特征的认识：

《脉经》有云：“微脉，极细而软，或欲绝，若有若无。一曰小也；一曰手下快；一曰浮而薄；一曰按之如欲尽。”

《濒湖脉学·四言诀》云："濡甚则微，不任寻按。"

《濒湖脉学·七言诀》云："微脉轻微潎潎乎，按之欲绝有如无。微为阳弱细阴弱，细比于微略较粗。"

《徐大椿医书全集·脉诀启悟注释》云："微脉模糊，极细极软，似有若无，欲绝非绝。"

《中医诊断学》："极细极软，按之欲绝，若有若无。"

（三）细脉（小脉）

1. 脉象特征　符合以下几个条件即为细脉。

①脉体：脉体细小，指下感觉如一根细线；或相对于其余位上的正常脉而略显细小，亦可为细脉（见相对细脉）。②脉位：细脉可见于左右手寸关尺三部，亦可见于任何一部的 NO.1、NO.2、NO.3、NO.4、NO.5 的任何一位。

细脉是一个形态上的脉象，可见于左右手的任何一部任何一位上，与脉的力度、节律、至数、流利度都没有关系。

2. 细脉的点位分布　细脉主湿邪，亦主血虚。湿邪者脉来有力，血虚者脉来无力。

细而有力为湿邪：

右寸 NO.1、NO.2 位：细脉多为邪犯肌表。临床表现：患者微恶风寒，头身困重，上肢沉重乏力，颈肩酸沉，舌质淡，苔白润。

右关 NO.1、NO.2 位：湿邪可由上焦流注于中焦，或脾胃气虚阳虚产生内湿。临床表现：人软乏力，气短懒言，食欲减退，腹部胀满，大便稀溏，舌质淡，苔白腻。

右尺 NO.1、NO.2 位：湿邪多由外感入侵所致，困阻肾之阳气。临床表现：腰骶部酸沉重着，双腿沉重不能轻松抬腿。

左尺 NO.3、NO.4 位：左尺属于肾，此点位细而有力，提示女性附件为湿邪阻滞。临床表现：左右下腹部一侧或两侧胀满、疼痛，腰部沉重乏力，腹腔积液，舌质淡，舌苔白腻。

细而无力为血虚：

左寸 NO.2、NO.3、NO.4 位：左寸属心，心主血脉，心血亏虚，脉体细小少力。临床表现：患者可有面色苍白，唇色淡白，心悸怔忡，失眠多梦，气短不续，动则心累，而且夜间睡眠时有梦魇惊醒，醒后汗出淋漓，心跳加速，舌质淡，苔白润。

左关 NO.2、NO.3、NO.4 位：左关属于肝，肝主藏血，调节血液，若肝血不足，则脉来细而无力。临床表现：患者面色萎黄或面白无华，爪甲不荣，视力减退，或成雀盲，或见肢体麻木，关节拘急不利，育龄期妇女常有月经量减少、色淡，舌质淡，苔白润。

［建议］学习细脉，去寻找冬季或夏季吃冰冷食品后出现腹部疼痛、腹泻、腹胀、恶心的患者，在右关部可出现浮而细的脉。也可以去寻找月经量明显减少的妇女（无论是瘀血还是血虚），都会在左关部出现细脉。

部分文献对细脉脉象特征的认识：

《脉经》云："细脉，小大于微，常有，但细耳。"

《濒湖脉学·七言诀》云："细来累累细如丝，应指沉沉无绝期。春夏少年俱不利，秋冬老弱却相宜。"

《徐大椿医书全集·脉诀启悟注释》云："细直而软，累累萦萦，状如丝绵，较显于微。"

《中医诊断学》云："脉细如线，但应指明显。"

（四）代脉

1. 脉象特征　符合以下几个条件即为代脉。

①至数：脉的跳动频率缓慢，一般在每分钟 72 次以内。②节律：不齐。③为有规律的歇止。

2. 代脉的点位分布　代脉是一个节律脉象，所以代脉六部均代。代脉形成之机制：多因脏气衰微，元气不足，导致脉气不能衔接而脉动停歇。而风证、痛证、七情惊恐、跌打损伤等疾病，所致代脉为一过性，多因气机阻滞、血气流行不畅所致，一般不作代脉论。就我个人观点而言，持续性的代脉，可见于心脏器质性或功能性的病变。

代脉脉率迟，迟脉主寒，迟而有力为实寒，迟而无力为虚寒。心阳虚衰，血失温煦而运行不畅，因而脉代。

左寸部代而无力主虚：患者有面色苍白，畏寒肢冷，或常有心胸自汗，呼吸气短，声低气怯，甚或虚喘，时有心胸憋闷，心悸怔忡，舌淡或胖，苔白润等临床表现。

左寸部代而有力为实：患者面色正常或略晦暗，常觉心胸不舒，时或夜间胸闷，呼吸气急而困难，嘴唇发绀等临床表现。多见于冠心病、心绞痛患者，或突然生气之后的正常人。

［建议］学习代脉，去寻找患有心脏疾病的患者，如冠心病、心肌炎患者出现的窦性停搏，此时的病人手腕上容易见到代脉。

部分文献对代脉脉象特征的认识：

张仲景云：“动而中止，不能自还，因而复动者，名曰代。”

《脉经》云：“代脉，来数中止，不能自还，因而复动。”

《濒湖脉学·四言诀》云：“代则来缓，止不能回。”注意“止不能回”一句，是说正常的脉在跳动之中有一个停歇，停歇的时间较长，还是仍然可以照常搏动，并非歇止之后就永远不复回了。

《濒湖脉学·七言诀》云：“动而中止不能还，复动因而作代看。病者得之犹可疗，平人却与寿相关。”

《徐大椿医书全集·脉诀启悟注释》云：“代为禅代，止有常数，歇止之数有常期。不能自还，良久复动。”

（五）短脉

1. 脉象特征　符合以下两个条件即为短脉。

①脉位：出现在左右手的寸、关、尺任何一部。②脉动情况：寸、关或尺三部上，任何一部出现完全没有脉动的情况，余部有脉动，两部或三部同时出现短脉的情况非常少见。

2. 短脉的点位分布　总结历代医家对短脉脉象特征的认识，有以下一些情况值得注意，如《濒湖脉学》认为短脉的脉体：偏于细小；流利度：有脉动模糊不清的涩脉加入。《诊家正眼》之“首尾俱俯，中间突起，不能满部”，是想说明短脉寸、尺两部都有脉，但是食指和无名指觉得好像只有半截脉在搏动，不能充满整个手指一样。《诊家正眼》之“首尾俱俯”句，寸、尺部是什么脉？俯到什么程度？有些让人摸不着头脑。

就我个人在临床上的观察研究，常见的短脉如：寸、关、尺三部中任何一部都可见到短脉，不惟寸、尺两部。寸部短脉，而关、尺部照常有脉动；尺部出现短脉，而寸、关部照常有脉动；关部短脉，而寸、尺部脉正常。

我认为：六部脉中，任何一部空而无脉，才是短脉。脉体的粗细、搏动的力度、脉流的滑涩、脉动的节律、频率都无从谈起。

一般来说只有一部出现短脉，两部或三部同时短者十分罕见。

因此，我个人认为短脉就是三部中任何一部无脉。

比如胆囊切除术后，左关 NO.2 位暂时出现无脉、短脉的现象，过一年半载其脉恢复；又如妇女子宫切除术后，左关 NO.3、NO.4 位会出现无脉、短脉现象，过一年半载其脉可以恢复；胃大部切除术以后，患者右关 NO.2、NO.3 位暂时出现无脉、短脉现象，后逐渐恢复脉跳。

［建议］学习短脉，去寻找慢性肾衰竭（一侧或双侧肾脏萎缩）的患者，往往在左尺部见到短脉（即左尺部无脉）。三部脉短者，多见于癌症患者的恶病质阶段，我所见者在右手寸关尺三部均为短脉，在七日内亡故。左关脉短者，有两种情况：NO.1、NO.2、NO.3 位短，见于胆囊切除术患者；NO.3、NO.4、NO.5 位短者，见于子宫切除术后的患者。

部分文献对短脉脉象特征的认识：

《濒湖脉学·四言诀》云：“短则气病，不能满部。不见于关，惟尺寸候。”

《濒湖脉学·七言诀》又云：“两头缩缩名为短，涩短迟迟细且难。”

《徐大椿医书全集·脉诀启悟注释》云：“短脉涩小，首尾俱俯，中间突起，不能满部。”

《中医诊断学》云：“首尾俱短，不能满部。”

以上是虚脉类五脉，虚脉、微脉两脉，共同点是：脉软而无力；不同点是：虚脉浮大无力，按之空虚；微脉脉径极其细小，似有似无。细脉脉径细小，但脉力还能任指。代脉有歇止现象，其歇止有规律性，脉力可大可小。短脉见于两手之寸、关、尺部任何一部，或寸或关或尺无脉的搏动。

六 实脉类

包括：实脉、滑脉、紧脉、长脉、弦脉。

（一）实脉

1. 脉象特征　符合以下几个条件的为实脉。

①脉位：左右手寸关尺三部，NO.1、NO.2、NO.3、NO.4 位。②脉力：脉搏动时力度大，来去均有力（即脉的舒张与收缩的时限相同，力度相等）。③脉流：脉道充实满指。

特殊情况：初切脉，在 NO.2、NO.3 位上，不觉有力，甚或觉得是虚脉，但久按或再往下重按至肌肉，则越按越有力，只此一条即可判定为实脉。按至筋骨仍然不绝者，是为伏脉了。

2. 实脉的点位分布　所有除了细而无力、代而无力、短脉、虚脉、微脉、弱脉的虚弱性脉象之外的脉象都是实脉。如滑脉、促脉、弦脉、紧脉、细而有力、迟而有力等，在此不一一分出点位。

［建议］学习实脉，去寻找患有慢性炎症的患者，如慢性前列腺炎、慢性盆腔炎、慢性胆囊炎的患者，可以分别在左尺部（包括前两病）、左关部找到实脉。

部分文献对实脉脉象特征的认识：

《素问·玉机真脏论》云："脉实以坚，谓之益甚。"

《脉经》云："实脉，大而长，微强，按之隐指愊愊然。一曰沉浮皆得。"

《濒湖脉学·四言诀》云："牢甚则实，愊愊而强。"

《濒湖脉学·七言诀》云："浮沉皆得大而长，应指无虚愊愊强。"

《诊家枢要》记载："实，不虚也。按举不绝，迢迢而长，动而有力，不疾不迟。"

《徐大椿医书全集·脉诀启悟注释》云："实脉有力，长大而坚，应指愊愊，三候皆然。”

《中医诊断学》载：“三部脉举按均有力。”

（二）滑脉

1. 脉象特征　符合以下几个条件者为滑脉。

①脉形：如珠之圆。②脉流：从尺部向寸部流去，无上下搏动之感（别去体会脉的舒张与收缩感）。

特殊体会：医者两手之食、中、无名三指并拢平齐，一只手的食指，从另一只手三指的无名指向食指快速移动，可产生滑动的感觉，然后再去切病员的脉象，不难体会出滑脉来。

还要注意：滑脉之珠形随病情可大可小，脉位左右手寸关尺三部，NO.1 ~ NO.4 位均有。脉力可大，亦可小。脉体：可粗，亦可细。至数：可缓，亦可数。

2. 滑脉的点位分布　滑脉分实证和虚证，分生理性和病理性。

生理性滑脉：

左关 NO.4、NO.3、NO.2、NO.1 位：妇女月经形成开始，滑脉从深层次向浅层次外浮，所以在左关可以观察到连续的滑脉。

左尺 NO.4、NO.3、NO.2、NO.1 位：从妇女形成卵泡、卵泡发育，到卵泡排出，滑脉也是从深层次向浅层次外浮。

左尺 NO.4、NO.3、NO.2、NO.1 位：男性若没有前列腺疾病、睾丸疾病、精索静脉曲张等，左尺脉 NO.4、NO.3、NO.2 位一定滑而流利，当排精之后，脉气外浮，NO.1 位则出现滑脉。

病理性滑脉：

右寸 NO.1 位：滑细脉，主肺卫受外邪侵袭，产生分泌物。临床表现：患者微恶风寒或洒淅恶寒，鼻痒，连续打喷嚏不断，无恶寒发热、头身疼痛等表证。

右寸 NO.2 位：滑细脉，提示咽喉受外邪侵袭。临床表现：咽喉发痒、咳嗽或夜间咽喉发痒、干咳、干涩，部分人有轻微胸部憋闷，部分人胸骨后发痒或横膈肌处发痒。

右关 NO.1、NO.2 位：为饮食停积在胃。临床表现：胃脘即上腹部胀满，厌食或厌食油腻，恶心呕吐，吐后舒适，吐出物酸腐臭味。

右关 NO.3、NO.4 位：为饮食停积在肠。临床表现：中下腹胀满，矢气和大便有酸腐臭味，厌食，大便溏或无大便。

左寸 NO.2、NO.3、NO.4 位：滑脉，为痰热扰心。临床表现：患者夜间常常失眠，或朦朦胧胧，或易醒难眠，次日头昏头晕，无精打采。

左关 NO.1、NO.2 位：滑脉有力，主胆郁痰扰证。临床表现：惊悸，烦躁，长久失眠，眩晕恶心，部分人心情抑郁，闷闷不乐，或易怒。这个证型临床上太多了，患者因学习、工作、生活压力长期过大，导致不能睡眠，服用安眠药则头昏脑涨，次日起床没有精神，最后靠服用抗抑郁的西药，效果不理想。此证候太折磨人了，阅读者临床遇到此类患者，建议使用温胆汤合酸枣仁汤加合欢花、珍珠母，即可解决。

［建议］妇女正值月经期间，你去摸她的左关部；患者流鼻涕、咳嗽有痰时，你去摸他（她）的右寸部，就能把滑脉感觉出来并掌握之。总之，有异常分泌物的患者、出血的患者、暴泻（缓泻者无滑脉）的患者，都可以在相应的部位感受到滑脉。

还要注意：滑脉在生理状态下可以出现，如男人排精左尺 NO.1 位和 NO.2 位均出现滑、女人排卵左尺 NO.1 位滑、女人月经期及前后六脉滑；病理状态下心脑血管硬化，左寸 NO.2、NO.3、NO.4 位和左尺 NO.1 位脉涩，通过治疗由涩变滑，为疾病向愈；左寸脉滑主失眠等。

部分文献对滑脉脉象特征的认识：

《脉经》云："滑脉，往来前却流利，辗转替替然，与数相似。"

《濒湖脉学·四言诀》云："往来流利，是谓之滑。"

《濒湖脉学·七言诀》云："滑脉如珠替替然，往来流利却还前。莫将滑数为同类，数脉惟看至数间。"

《徐大椿医书全集·脉诀启悟注释》云："滑脉替替，往来流利，盘珠之形，荷露之义。"

《中医诊断学》云："往来流利，如珠走盘，应指圆滑。"

（三）紧脉

1. 脉象特征　符合以下几个条件为紧脉。

①脉力：脉管的搏动有力，但其力度小于弦脉。②脉体：略为偏小，有紧束感，中间实。③至数：缓或迟。

根据我在临床对紧脉与弦脉进行的无数次的对比研究，我得出的结论：紧脉的力度逊于弦脉，但是大于有力脉，而且中实。

2. 紧脉的点位分布　紧脉主寒主痛，为实寒所致。

右寸 NO.1、NO.2 位：为寒邪侵袭肌表。临床表现：患者恶寒，无汗，头痛，项强，肩颈疼痛，肌肉痉挛。

右寸 NO.4 位：为寒邪入侵于肺。临床表现：咳嗽，咳时胸部疼痛，咳白色稀涎痰液，或白色黏稠谈。

右关 NO.1、NO.2 位：右关浮位主胃，寒邪入侵于胃，寒凝则胃络气滞血瘀，收引则疼痛。临床表现：胃脘部冷痛绞痛，面色青白，嘴唇青紫，或恶心，四肢厥冷，舌淡，苔白腻或厚腻。

右尺部 NO.1、NO.2 位：为寒邪入侵腰府，寒主收引凝滞。临床表现：患者腰骶部冷痛，连及脐腹疼痛，腰部不能俯仰，旋转受限，肌肉痉挛，压痛。

左寸部 NO.1、NO.2、NO.3 位：左寸属心所主，寒邪入侵于心，心络气滞血瘀，心失所养则疼痛。临床表现：患者于冬天寒冷季节发作，心胸剧烈绞痛紧痛，脸色苍白发青，唇色青紫，胸部憋闷，呼吸困难。

左关部 NO.3、NO.4 位：左关部属于肝，寒邪入侵于肝则寒凝气滞血瘀。临床表现：面色青白，四肢厥冷，抽筋疼痛；或妇女痛经，小腹正中绞痛，甚至昏厥，月经点滴而下，有黑色小碎粒，流出不畅则痛甚，流出畅则痛缓。临床多注意子宫内膜异位症。

左尺部 NO.3、NO.4 位：此处属于妇女附件特有反映点。临床表现：妇女左右下腹部或一侧疼痛，或两侧疼痛，压痛明显，无反跳痛，月经不调。临床多注意输卵管炎症或输卵管堵塞。

［建议］学习紧脉，只能去寻找感受寒邪的病员。如风寒束于肌表头痛患者、风寒入侵于肺的咳嗽患者，均可以在右寸部感受到紧脉；心肌炎的患者常在冬季发

生心绞痛，此时可以在左寸部切出紧脉。

部分文献对紧脉脉象特征的认识：

《脉经》云："紧脉，数如切绳状。一曰如转索之无常。"

《濒湖脉学·四言诀》云："有力为紧，弹如转索。"

《濒湖脉学·七言诀》又云："举如转索切如绳，脉象因之得紧名。"

《徐大椿医书全集·脉诀启悟注释》云："紧脉有力，左右弹人，如绞转索，如切紧绳。""左右弹人"即脉的跳动弹击医生的手指。

《中医诊断学》："脉来绷急，状如牵绳转索。"

（四）长脉

1. 脉象特征　符合以下几个条件者为长脉。

①脉位：见于两手之寸部或尺部。②脉力：正常为柔和有力之脉，异常为脉体粗大，有力而弦，或按之不绝。

注意：长脉寸可上鱼际，尺可达尺泽，若和缓均匀，为正常人之脉；若弦而有力（按之不绝），是为病脉。

古人曰：长则气治，短则气病。说明长脉是正常脉象，很好的脉象。我不这样认为，我在临床研究中发现，尺部以后正常人没有脉搏跳动，一旦出现跳动，就是髋膝踝大小腿有问题了，请阅读本书的左右手尺后 1、2、3、4、5 几部定位。

长脉绝对不可以出现在关部。

2. 长脉的点位分布　古人曰：长则气治，短则气病。我研究脉学三十多年，最终认为长脉仍然属于有病之脉。比如：正常人尺脉以后不应该有脉跳，如果有跳动则在相应的脉位上面下肢某一部就会有病痛。古人没有认识到尺脉之后还有脉位，所以尺后脉缺失近三千年。左右手寸关尺后的尺后 1 属于髋、尺后 2 属于大腿、尺后 3 属于膝关节、尺后 4 属于小腿、尺后 5 属于踝脚（尺后 5 前半部属于踝、后半部属于脚掌）。

[建议] 学习长脉，去寻找腰腿疼痛的患者，按照我给出的切脉指法去确定髋膝踝大小腿的病变位置。

部分文献对长脉脉象特征的认识：

《濒湖脉学·四言诀》曰："长则气治，过于本位。""长则气治"一句，即长脉柔和而有力，节律均匀，为正气充沛的反映。

《濒湖脉学·七言诀》曰："过于本位脉名长，弦则非然但满张。"

《徐大椿医书全集·脉诀启悟注释》云："长脉迢迢，首尾俱端，直上直下，如循长竿。"

张璐对长脉的理解："指下迢迢，上溢鱼际，下连尺泽，过于本位。"

《中医诊断学》总结前人对长脉的理解："首尾端直，超过本位。"

（五）弦脉

1. 脉象特征　符合以下几个条件者为弦脉。

①脉力：有力而搏指（脉管的收缩与舒张都有力，而且力能动指）。②脉体：可大可小。③脉位：可浮可沉。

注意：相对弦脉，某部之脉较其余脉位上的脉搏动稍微有力者，即可为弦脉，否则，在判断脉象时将会丢失一些弦脉，而不能准确判断病情了。相对弦脉我称之为弦象或微弦。搏动时力能动指者为弦脉。如右寸浮而微弦，则主头昏；若浮而弦者为头痛。脉搏在力度上有细微变化，症状也就发生了变化。

2. 弦脉的点位分布

右寸部NO.2位：弦则主痛，大则主风，此点位切脉弦大，主风邪入侵于颈肩。临床表现：患者头昏头痛，一侧或两侧颞侧疼痛，颈肩部不适，部分患者恶心呕吐，为颈性眩晕。

右关部NO.1、NO.2位：此点位属胃所主，如果出现弦大脉象，多属于湿热中阻，升降失常。临床表现：患者腹部胀满疼痛，饮食两三小时后胃部仍觉饱满难受，嗳气、泛酸水或恶心。多见于幽门螺杆菌感染。

左寸部NO.2、NO.3、NO.4位：属于心脏所主，常常是弦涩并见，弦主气滞，胀痛；涩则血瘀刺痛。临床表现：患者心前区或胸骨后，或左肩胛区胀满疼痛或刺痛，嘴唇发绀，心胸憋闷，呼吸困难。多见于冠状动脉粥样硬化性心脏病。

左关部NO.1、NO.2位：此点位为胆囊、妇女乳房所主反映点。胆囊病症临床表现：患者右上腹部胀满疼痛，部分患者表现为左上腹部疼痛兼见恶心呕吐，属于急性胆囊炎或慢性胆囊炎急性发作、胆石症。妇女乳房病症临床表现：妇女经期前后，兼见胸胁乳房胀痛，部分人经期乳房疼痛，有包块，经后消失，部分人乳房有包块，月经不调，心情烦躁。

左关部 NO.3、NO.4 位：此点位为小腹部的反映点。临床表现：妇女经期前后小腹部胀满疼痛，月经不调，或经期延后，月经量少则胀满痛甚，血出畅则胀痛缓。

［建议］学习弦脉去寻找痛经的妇女，当她的胸、胁、乳房、小腹、少腹胀痛之时，在她左关部见到的脉即为弦脉；去寻找两侧或一侧头痛的患者，在他（她）的右寸部 NO.2 位可以见到弦脉。慢性炎症的患者常在深沉的脉位上才能摸到弦脉。

部分文献对弦脉脉象特征的认识：

《素问·玉机真脏论》云弦脉："……端直以长。"

《脉经》云："弦脉，举之无有，按之如弓弦状。一曰如张弓弦，按之不移。又曰浮紧为弦。"

《濒湖脉学·四言诀》曰："长而端直，弦脉应指。"

《濒湖脉学·七言诀》曰："弦脉迢迢端直长，肝经亢盛胃脾伤。"

《脉诀刊误》记载："……状若筝弦……从前中直过，挺然于指下。"

《徐大椿医书全集·脉诀启悟注释》云："弦如琴弦，轻虚而滑，端直以长，指下挺然。"

《中医诊断学》："端直而长，如按琴弦。"

以上是实脉类五脉，实脉、紧脉、弦脉三脉，共同点：脉的搏动举按均有力。不同点：实脉较之其余两脉力逊，紧脉较弦脉力度更大。长脉的搏动超过寸、尺两部，其脉常按之有力。滑脉脉形如珠，力度可大可小，所以，滑脉介于虚实两类脉之间，不能作为实脉类看待，亦不能作为虚脉类看待。

在学习脉学的时候，脉象的归类仅仅是便于学习而已。要掌握一种脉象，必须把每种脉象的特征牢记于心，寻找机会去多切脉才是重要的。

第三节

笔者发现的几种脉象

一 豆实脉

符合以下几个条件即为豆实脉。

①形态：外形如豆。②流利度：脉流充实。③脉力：搏动时有力。

［脉理分析］

豆脉多为气滞血瘀，湿热蕴结不散，阳气郁遏，脉气团聚不能外散所致。邪实正盛，相互交争，因而脉来外形如豆，充实有力。

临床多见于子宫肌瘤、卵巢囊肿、胆石症、肾结石、前列腺增生肥大等疾病。

豆脉、弦脉、紧脉的区别：①相同点：脉动有力；脉流充实。②不同点：豆实脉脉形圆；弦、紧脉形为线状；弦脉有力鼓指，力度强大；紧脉呈线状收束感，是为区别。

豆实脉与滑脉的区别：①相同点：脉体形态都呈圆形。②不同点：豆实脉圆实有力，滑脉圆而少力；豆实脉在上下搏动间去感受，滑脉则如珠向前流去，是二者之别。

二 尖峰脉

符合以下几个条件即为尖峰脉。

①形态：外形如山峰，指下 NO.1 位尖，NO.2 位以下逐渐由细变粗。②流利度：脉流滑利。③至数：一息 5 ~ 6 至，略数。

［脉理分析］

峰脉的外形如一座山的山峰一样，高而尖，在浮位，多在出血前后瞬间出现。为血之将出，气与之相随，出血之际，血气激荡，少许血液欲破脉而出，因而，脉位外浮，脉形如尖峰状态。临床多见于即将出血之患者。临床上妇女月经期临出血前 2 ~ 3 小时之间，这个脉尤其明显，这也是我们判断妇女月经大约多少时间来与不来的关键脉象。

尖峰脉与濡脉的区别：①相同点：都在 NO.1 位出现。②不同点：尖峰脉为点状；濡脉为线状。

三 筋脉

符合以下几个条件即为筋脉。

①形态：外形如束状。②流利度：脉流充实涩滞。③脉力：有力如弦。

［脉理分析］

筋脉亦多为脏腑组织器官的气滞血瘀，湿热蕴结不散，脉气收敛束缚而不能外散所致。邪实正盛，相互交争，因而脉来外形如线，充实有力，医生指下如按实心的细小橡皮筋。

临床多见于脏腑组织器官散乱的纤维化，如肺纤维化、心肌硬化等。

四 颤动脉

符合以下几个条件即为颤动脉。

①脉体：六部脉均一会儿粗，一会儿细。②脉位：六部脉均一会儿浮，一会儿沉。③脉律：六部脉均一会儿快，一会儿慢。④脉力：浮大者有力；沉细者无力。

［脉理分析］

脉搏跳动由心脏发出，气血充足则能濡养于心。气血亏虚，心脏失养，则心脏的阴、阳、气、血虚衰，心气散乱，因而脉搏散乱。长期久病，气滞血涩，阻碍气血流行，心失所养，亦会导致脉搏散乱无序。

临床多见于心房纤维颤动、心房纤维扑动。

五 离脉（阴阳离决脉）

符合以下几个条件即为离脉。

①脉体：右手脉极阔大，左手脉极细小。②脉位：右手三部脉均在 NO.1、NO.2 位，左手三部脉 NO.4、NO.5 位。③脉力：右手三部脉浮大中空；左手三部脉沉细无力。④至数：一息 6 ~ 7 至不等。

［脉理分析］

右手三部属于阳与气，左手三部属于阴和血，这些理论都是根据脏腑各自的生理特点而定的。因此在疾病的危重阶段，若垂危患者右手脉极阔大，左手脉极细弱，是为阴精枯涸（心、肝、肾之脏阴枯涸）阴不能敛阳，阳气离散（肺、脾、命之脏阳离决），阴阳不能相交之死脉。

六 空脉

符合以下几个条件即为空脉。

①脉体：右手脉管极阔大，左手脉细若游丝。②脉位：右手三部无脉，左手三部脉细若游丝。③脉力：右手三部无力；左手微细若无。④至数：一息 6 ~ 7 至不等。

［脉理分析］

前面谈及右手三部属于阳与气，左手三部属于阴和血。在疾病的危重阶段，若患者出现以上脉象，是为阴精枯涸，脏腑真阳率先离决。

这类患者，一般精神萎靡，极度消瘦（大骨枯槁，大肉陷下），几乎不能进食，静脉血管塌陷，多见于癌症晚期的恶病质患者。

七 恶露脉

符合以下几个条件即为恶露脉。

①脉位：左尺，NO.3、NO.4 位。②流利度：脉流略滑。③脉力：柔和有力。④至数：一息五至。

［脉理分析］

妇女怀孕，经血即净，其气血以养胎儿。待十月怀胎满，孩子分娩而出，一旦分娩，产妇气血化为乳汁以养婴儿。冲为血海，任主胞胎。冲脉血海以养胎，任脉胞宫以寄胎。恶露非冲脉所化生，冲脉血海化生乳汁；婴儿一出，则寄于任胞之余血化为恶露。正常恶露，颜色深红，量少，一般半月即净为佳。

若超过半月未净者，左尺脉则弦数并见，应注意湿热蕴结；若左尺脉细滑无力者，应注意脾肾亏虚，气不摄血。

八 点状脉

符合以下几个条件即为点状脉。

①脉体：细小而短，呈圆点状。比豆实脉小（大家触摸圆珠笔尖去感受点状脉）。②脉位：多在左右手三部 NO.5 位。③脉力：有力。

［脉理分析］

为五脏久病，湿邪、寒邪、湿热久久不除，稽留而至气滞、血瘀、痰凝，形成脏腑结节，如肺结节、胆囊结石、肾结石、肺和前列腺的钙化点等。

九 点滑脉

符合以下几个条件即为点滑脉。

①脉体：呈圆点状。②脉位：左手尺部 NO.1、NO.2、NO.3、NO.4 位，男女均见。③脉力：柔软。④至数：略数。

［脉理分析］

点滑脉是一个正常脉象，育龄期妇女在排卵期所特有的脉象。

如果一个育龄期中青年女性在整个月经周期过程中，她的输卵管、卵巢功能良好，她的左尺部 NO.4 位脉搏柔软而流利，在卵泡形成时，流利脉会出现滑象，在排卵期前后这个滑象脉会变成点滑脉，并逐渐由 NO.4 位向 NO.3 位上移，向 NO.2 位上移，排卵时点滑脉会在 NO.1 位出现，并有摇摇欲出之感。可以根据点滑脉的力度、大小来判断卵泡的发育情况。根据脉象判断后，还可以用排卵试纸测试是阳性、强阳性还是弱阳性。注意这个左尺部的点滑脉，从NO.4位到NO.3位再到NO.2位，最后到NO.1位，就是一个正常卵巢孕育一个卵泡发育、成熟再到排出的过程。我们妇科医师可以根据此脉象出现到变化的过程指导年轻夫妇孕育，将会具有巨大的理论及临床指导价值。

这个点状滑脉同样适合诊断男性精子是弱精症还是正常精液。男性的精液质量好，他的左尺部NO.1到NO.4位，脉象始终滑而流利。排精之后，滑脉上升到NO.1位。

一些女性到了五十岁，处于更年期，月经期开始紊乱，只要我们在左尺部NO.3、NO.4位切脉出现点状滑脉，说明这个妇女仍然有卵泡的发育。

最后，我要十分遗憾地告诉大家两件事，我从医近四十年，自从研究脉学开始，就想知道癌症的有关特殊脉象特征。但是，经过我三十年的研究，始终不能得出结论，自觉愚不可及矣！这一点一定得向同仁们请教，古人有见贤思齐之德，我亦有之，希望同仁们不吝赐教，我将感激不尽。

我研究三十多年来，一门心思研究脏腑组织器官在寸口桡动脉的相交点，就是某一个器官的特定反映点，使临床诊病更准确，却忽略了很多疾病没有具体的器官问题，如系统性红斑狼疮、系统性硬化、更年期综合征、缺铁性贫血、慢性失血性贫血、白血病、再生障碍性贫血等。这些疾病的诊断还需要和同道们一起努力去攻克。

最后请大家注意：相交点与二十八异常脉象，结合起来分析，是脉学诊断的灵魂要素之五。

举个例子：右寸NO.2（Y-C-NO.2），右寸部与NO.2位就有两个相交点，右寸的前半段是颈椎的反映点；后半段是胸椎的反映点。

我们在前半段发现异常脉象，说明颈椎出现问题，具体是什么问题呢？这就需要脉象才能分析病情。比如在前半段切脉是一个细脉，根据中医理论，细脉主湿邪，又根据湿邪的性质和致病特点：湿为阴邪，易阻滞气机，损伤阳气；湿性重浊；湿性黏滞；湿性趋下，易袭阴位。右寸NO.2（Y-C-NO.2）前半段细脉，为湿邪侵袭肌表颈椎，应该出现头部沉重昏沉、颈肩部酸沉、上肢沉重乏力等临床表现。治疗措施有：按摩推拿、刮痧、拔罐、化湿解表药物、麻黄杏仁薏苡甘草汤。

右寸 NO.2（Y-C-NO.2）前半段切脉是紧脉，根据中医理论紧脉主寒痛，寒邪入侵肌表颈椎，又根据寒邪的性质和致病特点：寒为阴邪，伤人阳气，寒性凝滞、寒性收引。右寸 NO.2（Y-C-NO.2）前半段紧脉为寒邪侵袭肌表颈椎。临床表现：头颈强痛，冷痛，恶寒无汗，颈部、肩部肌肉痉挛疼痛。治疗措施：艾灸、拔罐、推拿按摩、药物温阳散寒解表、方剂葛根汤。

右寸 NO.2（Y-C-NO.2）后半段为胸椎，为太阳膀胱经循行的位置，也可以根据脉象分析所受邪气而治之。

我们在临床上一定要把部与位（深浅层次）相结合，确定脏腑组织器官的病理反映点；把二十八脉与反映点相结合，才能确定病位、病性，治疗才会有的放矢。

第四章

病案举例

我向来不喜欢把病例写在书里面，即使必要，也只是很小部分，更不喜欢以病案作书出版。我的幼稚的想法是，病患个体差异大，居住环境、家庭环境、生活嗜好、工作环境对其都有影响。你的一本书都在记录你的病案，而这些病案根据学习者的学识深浅、从业经历不同，对你的病案的理解是不一样的。遇见活生生的病例，不知道已经与案例中的患者病情变了多少，我们又到哪儿去寻找一模一样的病例呢？诚然，非常相似的病例，或者说一模一样的病例，在我们行医一生中也许会有，但也非常罕见！当然病例只能作为参考。所以我在本书里面每一部和每一层次相交点的后面，都只是给予治疗建议，即使是给予方剂药物，也是给一个大方向，反复强调不局限于此方，就是提醒阅读者一定要随病情而灵活变动，以期和患者病情尽量相吻合，力求取得比较满意的临床疗效。

有人说：明确诊断和治疗效果是检验一个医生水平的金标准！

我是非常赞同这句话的！那么临床疗效从何而来呢？我们可以逆行推理，处方药物→方剂→治法→病机→诊断→病情分析→收集临床资料。这一系列的事情，每一个过程都不允许出现偏差，否则，差之毫厘，谬以千里！在临床，我们问诊、闻诊、望诊用得特别多而且顺手。但是，出现偏差恰恰也就在这里。因为患者不可能把自己的病情：生病诱因、发病时间、临床表现、诊断和治疗经过、用药情况以及最终效果，给你有条不紊说得清清楚楚。往往患者的病情叙述是凌乱的，跳跃式的，甚至患者介绍病情就是：我得了某某病。这种情况比比皆是，所以望诊、问诊、闻诊所得来的资料只能作为参考，一旦作为诊断的唯一依据，效果可想而知。

有鉴于此，我才在脉学的研究上面，持之以恒，寻求究竟。我经过三十多年的研究，得出的结论是：只有脉象才能够反映患者体内真实情况！在疾病的诊断中至关重要！脉诊是绝对不能被其余三诊所取代的！如果脉诊过硬，再结合其余三诊，是不是就提高了我们对疾病的诊断认知，疗效也就可以预期了。

许许多多的人讲：舍脉从证，我不会同意这个提法的。在我行医近四十年的经历之中，自从研究脉学之后，就以脉为主治疗疾病，从来没有舍脉从证的案例。如果某一次没有按照脉学分析病因、病机，那只会是效果大打折扣。

这一章节，除了我的几个小案例之外，我还录取了弟子龙贻弘的脉诊案例。除了供阅读者临床参考之外，也可以看到，在临床上诊断疾病的实际运用中，脉学在临床的时候是如何发挥其效果的！以期读者重视脉学而已，没有他意。

在此顺便说一句，如果本书给行医的读者带来困扰，打乱了以往的治病节奏，恭请这部分人放弃阅读。

另外，我书写方药的习惯是：四味药一排；药物左上角标识炮制；药物右上角标识煎煮法，或捣烂，或冲服，或烊化，先煎或后下；药物右下角标识克数。

处方写完，在药物下面空白处标识煎煮次数、煎煮时间长短、一剂药分几次服用、每天服用几次。让患者朋友清清楚楚地理解医生想要表达的意思，这样可以提高临床疗效。

［案例一］

张某某，女，45岁。公司职员。2015年5月来诊。

主　诉：双眼红赤4年。

现病史：病员4年前不明原因出现眼角充血，因为没有眼睛干涩、刺痛、瘙痒等不适症状，加之自己认为充血可能会自行消退，未能进行检查治疗。后来双眼充血发红逐渐扩散至整体巩膜。病员去成都市一些医院的眼科检查，均无眼科疾病。毕竟是眼睛充血，无奈寻求中医眼科治疗。4年来，眼睛充血发红没有任何改善，因而来中医馆诊治。就诊时可见双眼充血红赤，结膜无水肿、无翼状胬肉、无角膜云翳，视力良好。

脉　诊：右寸NO.1位垂直切脉细而有力，桡侧切和尺侧切脉体大而有力，余脉正常。

分　析：右寸属于肺卫所主，右寸NO.1位又为鼻旁窦的反映点。垂直切脉细，说明额窦、筛窦有慢性炎症，应该有压痛；桡侧切和尺侧切脉体大而有力，属于上颌窦的反映点，两侧均有力说明两侧上颌窦都有慢性炎症。

检　查：左右上颌窦、左右额窦、左右筛窦都具有明显压痛。

告知患者，眼睛充血发红是因为眼睛的邻近组织器官有慢性炎症，影响到了眼睛，通过治疗鼻旁窦问题可以改善眼睛的充血。

治　法：清热解毒，透脑止涕，活血通络。

方　药：苍耳子10g　辛夷15g　白芷15g　薄荷10g

金银花 10g　连翘 15g　贯众 9g　鱼腥草 30g

藕节 20g　刺蒺藜 10g　菊花 10g

7 剂，每剂煮 2 次，水开后煮 10 分钟，2 次混合后分 3 次服完。

7 天后来诊，病员眼睛充血发红颜色变淡，范围缩小到双眼大小眼眦，鼻旁窦压痛缓解，高兴离去。再服用 7 剂，以善其后。

［案例二］

王某某，男，72 岁。某核物理研究所研究员。2013 年 6 月来诊。

主　诉：眼睛红赤胀痛，双眼下睑缘赘生物 20 余天。

现病史：病员于 20 余天前受凉感冒发热（体温不详），去某私立医院住院治疗 7 天，输液使用抗生素（用药不详）而体温暂退，遂回家康复。2 日后体温再次升高，而且眼睛开始刺痛，发现双侧下睑缘各有两个红色“泡泡”，又去先前医院治疗，经过 1 周治疗体温正常，但是下睑缘的“泡泡”并无消失，遂出院。回家几天来，下睑缘“泡泡”持续增长，来诊时长约 0.8cm，直径约 0.1cm。双眼充血，疼痛异常，两内眦有脓性分泌物，眼睛不能闭合，否则疼痛加重。夜间睡眠用湿毛巾覆盖眼部始能入睡。

脉　诊：右寸 NO.1 位大，两侧切均有力而数，左关脉正常。

检　查：双侧上颌窦压痛。

分　析：右寸主肺卫，能抵御外邪入侵。皮肤肌腠、鼻部均为外邪入侵之地。右寸 NO.1 位大，桡侧切和尺侧切均有力，说明两侧上颌窦有急性炎症，炎性渗出物通过鼻泪管上犯眼睛，而出现如是症状；又左关脉正常说明与肝无关联。因此，外邪仍然在鼻部。治疗鼻部即为治疗其根，根去则眼疾可愈也！

检　查：双上颌窦区压痛异常。

治　法：清热解毒，透脑止涕，活血利湿。

方　药：苍耳子 10g　辛夷 15g　白芷 10g　薄荷 10g

金银花 10g　连翘 15g　贯众 9g　鱼腥草 30g

黄芩 15g　山豆根 6g　藕节 20g　泽泻 10g

刺蒺藜 10g

7剂，每剂煮2次，每次水开后煮10分钟，2次混合后分3次服完。

次　诊：7天后双眼充血消失，其眼部赘生物明显缩小，眼睛疼痛缓解，上颌窦压痛明显减轻，效不更方，再进7剂。

三　诊：赘生物消失，充血消失，内眦脓性分泌物消失，恢复正常。

［案例三］

张某某，男，22岁。大学生。2017年5月来诊。

主　诉：眼睛干涩2年左右。

现病史：病员2年前开始出现眼睛干涩不适，去国外某医院眼科检查确诊为"眼干燥症"。服药后眼睛干涩未能缓解，而且越来越重，记忆力下降。此次回国专治"眼干燥症"而来。

脉　诊：右寸NO.1位正切位紧，两侧脉大。

检　查：双上颌窦、双额窦、双筛窦均压痛明显。

分　析：根据前面两例分析，此例仍然属于鼻部问题导致了眼部不适。紧则为寒，寒主收引、凝滞。阳主温煦，寒邪伤阳则阴液不能布散于孔窍，因而眼睛干涩不适；大则为风，风为阳邪，风动则亦能伤阴，加重眼睛干涩。

治　法：透脑止涕，辛温解表，调和营卫。

方　药：苍耳子10g　辛夷15g　白芷10g　薄荷10g

桂枝15g　炒白芍15g　生姜10g　大枣15g

紫苏15g　防风10g　炙甘草3g

共7剂，每剂煮2次，每次水开后煮10分钟，2次混合后分3次服完。

次　诊：7天后双眼干涩缓解，记忆力增强，双上颌窦、双额窦、双筛窦压痛均明显得到缓解，效不更方，再进7剂。

［案例四］

刘某某，男，45岁。工人。2017年5月26日来诊。

主　诉：口舌面部麻木3个月。

现病史：患者3个月前不明原因出现舌头左侧麻木和面部麻木，以为可以自行恢复，未到医院就诊。后来，麻木范围扩大至左侧下颌、牙齿牙龈、头皮、颞侧，麻木从头面部正中线分隔，左侧麻木，右侧正常。去某医院做头部CT检查，未发现异常改变。在某医院诊断为“灼口综合征”。现因为症状加重来诊。

检　查：头面发育正常，左右头部、颞侧、额部、颧部、面部、下颌部等刺激试验，左侧均感觉迟钝或消失，右侧敏感。牙齿无敲击痛，牙龈无充血红肿。皱额时额纹存在，鼓气不漏风，面部无㖞斜。

切　脉：右寸部NO.1位正切位细，桡侧切力度小于尺侧切，余脉正常。

检　查：双上颌窦、双额窦、筛窦，左侧均有明显压痛，右侧仅略有胀感。

分　析：根据我的脉法，右寸部与NO.1位相交点为鼻部反射点，正切细脉主额窦问题，右手尺侧切有力为患者左侧额窦、筛窦、上颌窦问题。因左侧鼻部受邪，患者没有出现感冒症状，也未进行治疗，因而得以让外邪久羁于此，邪从鼻窍循经络足太阳膀胱经，再入侵手少阳三焦经，影响头面部及手少阳三焦经的气血畅通而出是病。病患其根在鼻，其末在手少阳三焦经。

治　法：透脑止涕，祛风通络，和解少阳。

方　剂：苍耳子散合小柴胡汤加味。

苍耳子10g　辛夷15g　白芷15g　薄荷19g

柴胡10g　黄芩15g　法半夏9g　党参15g

生姜10g　大枣10g　贯众9g　桃仁10g

红花10g　僵蚕10g　全蝎3g　炙甘草3g。

5剂，每剂煮2次，每次水开后煮10分钟，2次混合后分4次服，每日3次。

次　诊：7天来诊，仅颞侧、颧面部迟钝感觉明显改善。继续前法治之而愈。

［案例五］

黄某某，男，56岁。2014年7月就诊。

主　诉：反复心前区绞痛7天。

现病史：患者于7天前傍晚朋友约其吃晚饭，大约7:30左右，突然心前区胸部憋闷，后发生剧烈疼痛，呼吸困难，有窒息感，立刻被送往附近医院抢救。经过医院输液用药（不详）后缓解如常人。次日傍晚7:30左右，又不明原因心前区绞痛如故，医院立刻进行抢救治疗，症状缓解。如是连续7天，病发如前，无缓解迹象。在医院7天，经过一系列对心脏的有关检查，排除心脏问题诱发心绞痛可能。第8天，经朋友介绍一早来诊。患者来诊时，精神状态差，面色苍白泛青，神情恐慌。自述身体健康，爱运动，饮食节制。

查脉象：右寸、右尺NO.1、NO.2、NO.3、NO.4位脉象柔和，脉来流利。右关NO.1、NO.2位紧脉，NO.3、NO.4位大而空豁。左手寸部NO.1、NO.2、NO.3、NO.4位脉象柔和，脉来流利，左关、左尺未发现异常脉象。

分　析：①心绞痛。左寸属于心脏的反映点，如果心绞痛，左寸NO.2、NO.3、NO.4位应皆有脉涩、弦。涩为血瘀阻滞心脉流动，弦主气滞，气滞不能推动血液流行，气滞血瘀则心脏发生绞痛。然而本病例，左寸部没有弦涩，说明心脏器质性及其功能皆属良好。②右关紧脉。患者整个六部脉只有右关部异常，右关部NO.1、NO.2位紧脉，NO.3、NO.4位大而空豁。紧脉主寒证、主疼痛。寒邪入侵于胃和胃经，伤人阳气，寒邪又主收引、凝滞。紧脉在右关表浅位，属于胃及足阳明胃经，必为生冷饮食所伤，生冷饮食入胃，寒邪循足阳明胃经侵犯于心。《素问·平人气象论》云："胃之大络，名曰虚里，贯膈络肺，出于左乳下，其动应衣，脉宗气也。"NO.3、NO.4位大而空豁，为中阳亦不足，所以容易感受寒冷之邪。我们还可以从物理原理来这样理解，寒冷饮食通过食管，寒冷刺激食管及食管背后的心脏血管，心血管突然受到寒冷刺激则急骤收缩，心脏血供受阻而发生心绞痛。

病　机：中阳不足，寒邪入侵足阳明经。

治　法：温中散寒，行气止痛。

方　剂：理中汤合良附丸加味。

方　药：党参15g　炒白术15g　炮姜10g　醋香附子10g

高良姜10g　薤白10g　云南木香10g　炙甘草5g

嘱　咐：每天1剂，每剂煮2次，水开后煮20～30分钟，分3次服，连续服用7天。

开方当日服完1剂，傍晚7:30左右没有发生心绞痛；连服7日以恢复阳气，寒邪散之殆尽。

喜欢针灸治疗的医生朋友，还可以针刺左侧足三里、左内关穴、左神门穴三个穴位。《经》云："胃之大络，名曰虚里。"说明足阳明胃经直通心脏，针刺足三里解决胃及经络问题；针刺左手内关穴、神门穴以解决手少阴心经、手厥阴心包经的经络气血畅通问题，更能速愈。

炎炎夏日，酷热难耐，人们饮食生冷冰冻食品、饮料最为常见。此处提醒广大中老年朋友，尤其是有心脏问题的冠心病朋友们，在夏季尽量不要饮食寒冷饮料、冰冻食品，以防心脏发生意外。

一年四季，寒热温凉，对人的影响巨大，是任何强大的药物，所谓的进口特效药物不能比拟的。冬季的严寒使人体血管收缩，夏季的酷暑使人体血管扩张，在血管收缩扩张之间，又有春季阳气始生，血管慢慢扩张，秋季寒气始生，血管慢慢收缩。在夏季、冬季严寒酷暑之间，春秋两季的温、凉起到一个非常重要的缓冲作用。其实质就是这四个季节在人体血管收缩舒张过程中，是一个维持血管弹性的天然调节机制。所以生活条件再好的人家，人得经受一些寒冷，也得经受一些酷暑，这是大自然对人类的珍贵馈赠。有的人冬夏经常开空调，血管的弹性长期处于一种状态，将大自然的馈赠拒之门外，可悲乎！当然，一些有严重心血管疾病的人，在冬季应该注意保暖，夏季注意防止过热，避免心脏疾病骤发。

所以经受一些寒冷，经受一些酷热，这也就是我认为的人们在养生中的"天人合一"的最好诠释吧！

［案例六］

夏某某，女，82岁。2018年正月初一早上来诊。

主　诉：头昏头沉头晕1月余。

现病史：患者1个半月前不慎受凉，出现恶寒无汗，头昏头部沉重、头痛，自己吃感冒药不见缓解，因无效果，就停止服用药物。半个月后，早上醒来突然觉得天旋地转，不能活动，家属送某省级医院住院治疗，经过输液（具体用药不详）略有好转，但头昏头晕持续存在，半月后出院。出院后症状时轻时重，备受折磨，遂来家里求治。

患者消瘦，面色苍白无华，精神差，乏力短气，走路需家人辅助，否则站立不稳。

脉　象：右寸NO.1位，细而有力；NO.2位，前半部弦大。知其病由，余脉略做检查。

分　析：右寸NO.1位细，为湿邪从外侵袭肌表，由皮毛而入空窍。NO.1位细脉是额窦、筛窦特定反映点，此处细脉，必定额窦、筛窦处有压痛（检查压痛阳性）。额窦、筛窦是阳明经所过之处，阳明经受邪，故而有眉棱骨处疼痛。细脉主湿邪，故而头昏头重。

NO.2位的前半部是颈椎特定反映点，此处脉体粗大，有力而弦，弦为少阳、厥阴之脉，大为风邪所致脉象。湿邪在肌表不解，久则入侵少阳三焦（先手后足），化热而成是脉。所以，患者后颈部及两颞侧应该出现疼痛（检查颈部压痛阳性，两颞侧压痛阳性）。

诊　断：额窦炎、筛窦炎，颈性眩晕。

病　机：阳明少阳合病。

治　法：和解少阳，清泻阳明，祛痰定眩。

方　剂：苍耳子散合小柴胡汤加味。

方　药：苍耳子10g　辛夷15g　白芷15g　薄荷5g

柴胡10g　黄芩12g　法半夏9g　党参15g

生姜10g　大枣10g　葛根15g　川芎15g

天麻12g　钩藤15g　炙甘草3g

每剂煮2次，水开后煮10分钟，混合后分4次服，每天3次，连服7天。

患者服用1剂之后眩晕缓解，行走如常，嘱咐连服续用2个7剂。

这样的病例，在临床上实在是太多了，但是，辨病辨证没有很好结合起来，往往拖延时日，便成了所谓难治性疾病。其实，从案例来看是多么简单的一个病例。

［案例七］

梁某某，女，53岁。2016年5月来诊。

主　诉：恶心3月伴偶尔呕吐。

现病史：患者于3个月前，晨起漱口觉恶心不适，自觉是漱口所致，未予以重视。午餐时候也有恶心感觉，仍然未予处理。后来几天如是发作，遂去深圳某医院治疗，经过几个月治疗，恶心如故，偶尔呕吐。曾经服用藿香正气散、丁香柿蒂汤、旋覆代赭石汤、丁萸理中汤等，仍然没效果，遂回蓉治疗。

脉　象：右手寸尺部 NO.2、NO.3、NO.4 位脉来柔和而流利，右手关部 NO.1 位有力；左手寸关两部脉来流利柔和，但左关 NO.1、NO.2 位细滑。

诊　断：反胃（胃肠功能紊乱）。

分　析：左关 NO.1、NO.2 位为胆所属特定反映点。此点脉细主湿邪，滑乃湿聚为水，而水聚为饮，饮聚为痰，典型的胆郁痰扰证。右关部 NO.1 位有力，是为胆气犯胃，胃气上逆所致。

病　机：胆郁痰扰，胆胃不和。

治　法：理气化痰，利胆和胃。

方　剂：温胆汤。

方　药：法半夏 9g　竹茹 12g　麸炒枳实 6g　陈皮 10g

茯苓 18g　砂仁 10g 后下　炙甘草 3g

每剂煮 2 次，水开后煮 20 ~ 30 分钟，混合后分 3 次服，每天 3 次，连服 7 天。

7 天后来诊，恶心感全部消失，纳食改善，睡眠极佳，精神状态变好，欢喜而去。

这个病例有什么疑难的呢？其实挺简单，只要辨证准确，一切都可以迎刃而解。

［案例八］

何某某，男，36 岁。某公司销售总监。2016 年 7 月来诊。

主　诉：严重失眠 2 年。

现病史：患者 2 年来，因工作任务重、工作量大，精神紧张导致失眠。曾服用安眠药（不详），开始服用略有效果，后来失眠持续如故，又去医院更换安眠药，仍然是开始有效果，后续无效果。整日头脑昏昏沉沉，绵软无力，无精打采。后又采用中医中药治疗（方剂及用药不详），没有获得实质性疗效来诊。

现除失眠之外，情绪低落，对工作没有信心，纳食欠佳，体重缓慢持续下降，乏力，于是告假专门治疗此病。

脉　象：右手寸关尺三部脉来流利，柔和。左手寸部 NO.2、NO.3 位细滑，左关 NO.1、NO.2 位滑，NO.3、NO.4 位细而微弦，左尺可。

左寸属于心，心主血脉，又心藏神，若心神不宁则脉流滑动。脉细则主长期失眠而心血暗耗，失眠之因一也！

左关 NO.1、NO.2 位滑主胆郁痰扰，上犯于心，痰扰心神，故而失眠，此失眠之因二也。

左关 NO3、NO.4 位细而微弦。肝主藏血，性喜条达，长期失眠，肝血为之亏耗，血少不能柔肝养肝，所以肝脉细。长期失眠不愈，倍感忧愁，故而脉微弦，肝郁日久则虚热内扰，也会出现失眠，此失眠之因三也！

有此三脉，涉及三脏腑，所以有了脉学的指导，分析病情就会丝丝入扣，少出或不出偏差了。

诊　断：不寐（神经衰弱）。

病　机：胆郁痰扰，肝血亏虚。

治　法：化痰和中，养血安神，清热除烦。

方　剂：温胆汤合酸枣仁汤加味。

方　药：法半夏 9g　陈皮 10g　朱砂拌茯苓 30g　竹茹 15g

麸炒枳实 6g　炒酸枣仁 15g 捣烂　川芎 12g　盐知母 12g

合欢花 10g　柏子仁 15g　珍珠母 20g　炙甘草 3g

每剂煮 2 次，水开后煮 20 ~ 30 分钟，混合后分 3 次服，每天 3 次，连服 7 天。

患者服用此方效如桴鼓，嘱咐连服 1 个月。胆郁痰扰之脉消失后，补益心脾气血，强壮身体，再服用 1 月，身体、精神恢复如常。

上面这个配方，还可以用于轻度抑郁或抑郁症（出现幻听幻视）的患者，但是，临床症状无论怎样千变万化，一定要符合上述三个部位的脉象，用之必获奇效。

［案例九］

何某某，男，39 岁。长途车司机。2018 年 6 月来诊。

主　诉：上腹部饱胀，反酸，大便稀溏 2 年，加重半月。

现病史：患者 2 年前，因朋友之间聚会，暴饮暴食，生冷交替，晚间觉得腹部胀满难受，并恶心呕吐，之后稍觉腹胀缓解。此后，时有腹胀反酸，大便稀溏，但没有引起何某重视，继续进食辛辣、醇酒或冰冻啤酒等食品。2年来因饮食问题，上述不适症状常反复发作，也曾服用多潘立酮、陈香露白露、藿香正气水、胃泰颗粒、猴头菇片以及中药煎剂。此次，因半月前食用水果而腹胀、反酸、腹泻加重，自己服用阿莫西林胶囊、诺氟沙星胶囊，略微缓解，但是停药后又复发如故来诊。

脉　象：右关NO.1、NO.2位弦、大，NO.3、NO.4位少力，余脉正常。

分　析：右关NO.1、NO.2位属于胃、肠反映点，胃肠处于一个相同的部位和层次，如何分辨胃、肠的病变呢？前面已经讲过，胃腑空腔大，肠道管状细，所以，胃脉阔大，而肠道脉细。

胃的功能是以降为顺，饮食生冷和辛辣醇酒，导致湿热蕴结于胃，则胃气不降反逆，所以胃脉从正常脉位的NO.2位上逆到NO.1位，其脉也阔大。NO.3、NO.4位细而少力，是胃腑久病必及于脾，导致脾气亏虚。弦脉为气滞，少力为气虚。

诊　断：胃痛、反酸、腹泻（慢性胃肠炎）。

病　机：湿热蕴结，脾虚气滞。

治　法：辛开苦降，和中降逆。

方　剂：半夏泻心汤加味。

方　药：法半夏9g　黄芩15g　黄连6g　干姜9g

党参15g　大枣9g　藕节15g　麸炒枳壳9g

炙甘草3g

每剂煮2次，水开后煮20～30分钟，混合后分3次服，每天3次，连服7天。

嘱　咐：连续2个月忌食生冷辛辣醇酒。

7天后来诊述说，第3天开始见效，7天后症状已经不明显，再服用2个7剂，安好。

类似本案的患者在临床具有普遍性，发病率极高，所以有两个问题值得大家注意：①右关部NO.1、NO.2位脉象阔大、搏动有力或者弦，多考虑幽门螺杆菌感染，用此方可以杀灭之。②饮食男女，人之大欲。人们对于饮食，往往会屈服于色、香、味的诱惑。曾经一个患者，胃溃疡大出血治疗后出院，半月后因家里吃油炸带鱼，他实在无法控制，就吃了一小块，半夜因胃溃疡大出血又被送急诊抢救。所以胃肠疾病患者必须对饮食加倍小心控制，比如本案必须连续2个月禁忌生冷辛辣醇酒，否则因胃肠黏膜没有完全修复，疾病很容易在饮食刺激下诱发。

附：龙贻弘医师案例

［案例一］

千里迢迢治肾虚，前列腺炎无人知。

张某，男，33岁。于2018年11月15日来诊。

主　诉：腰腿酸软疼痛，阳痿10年。

现病史：患者因为腰腿酸软疼痛，阳事不举，近十年一直在全国各地寻求中医治疗，但未能如愿，后经朋友介绍来渝求治。自诉因少年到青年时期手淫数年，后渐觉阳事不举伴腰膝酸软疼痛，下肢乏力，中医皆辨证为肾虚，断断续续求医近十年，而病情毫无起色，身心疲惫。

脉　诊：左尺NO.3、NO.4位弦，NO.1、NO.2位有点状感。

辨　病：前列腺炎。

辨　证：少阳病，湿热下注。

方　剂：小柴胡汤和八正散加减。

柴胡15g　黄芩10g　黄柏15g　川木通10g

车前草20g　泽泻15g　瞿麦15g　滑石（包煎）60g

鸡内金10g　乌药15g　生甘草10g

每剂煮2次，水开后煎煮20分钟，混合后分3次服，日3次，连进14剂。

药服完后通过微信联系，症状缓解。后又随证加减，再服半月。

3个月后发来结婚喜讯。

按：临床男性因性功能障碍，中医诊治时多视为肾虚。在先生的脉学指导下，既辨病又辨证，还能精准辨别病位，真正体现了脉诊在辨证论治中的主导作用，因而取得良好效果。

［案例二］

八旬老妪患哮喘，针灸中药显奇功。

罗某某，女，80岁。2018年12月30日13时左右就诊。

主　诉：咳嗽、吐痰、喘、气紧30余年，复发加重半日。

现病史：患者于30年前，因为受凉受寒，出现咳嗽、吐痰、哮喘，用中西药物治疗1周后缓解。此后，每于受凉受寒后就复发如故，继而服用一些消炎药、镇咳药，中药服用平喘止咳药物。

此次发作，因头一日晚上受寒，今天上午咳嗽气紧加剧，去附近诊所输消炎平喘药后缓解，中午感觉尚好便吃了些肥肉。午饭后又觉气紧痰壅，呼吸困难，便又到附近诊所肌内注射了地塞米松5mg，观察数分钟后症状缓解而回家。半小时后又觉呼吸困难，心慌。家人打电话请我上门看诊。望诊：痛苦面容，面唇发绀，张口呼吸，息紧肩高。

切　脉：六脉滑数，犹以右寸关为甚。

诊　断：哮（支气管哮喘）。

辨　证：痰湿蕴结中焦，上壅于肺。

治　疗：针刺双侧丰隆穴急救，建议病人家属打120送医院救治。针灸后病人吐出许多痰涎后渐觉轻松，又怕麻烦就没去医院。观察2小时后色脉平稳，遂投以中药治本。

方　剂：桂枝加厚朴汤加减。

药　物：桂枝10g　芍药30g　厚朴15g　杏仁15g

白芥子10g　莱菔子10g　大枣5枚　生甘草5g

生姜3片

每剂煮2次，水开后煎煮20分钟，混合后分3次服，日3次，连进7剂。禁食生冷辛辣油腻。

按：此例病人，支气管哮喘数十年，经常复发，加之年老体弱，冬天寒冷时染外感六淫而引动旧疾，故发病急而险。诊治时全凭脉为主用针下药而显奇效。后病人又来调治了一段时间，身体变得越来越好，而哮喘在近半年随访平稳。

［案例三］

心脏不适六旬叟，廿载，脉诊定位胸椎有病变。

唐某某，男，65岁，2016年5月15日来诊。

主　诉：反复心慌心累心悸20多年。

现病史：患者于20年前，不明原因出现心慌、心累、心悸，发作时间没有规律。曾去多家大医院心内科做检查，没找到任何原因，但又有症状，一直放心不下，遂来我处诊治。

脉　诊：左寸、右寸心部流利柔和，右寸NO.2位后半段脉象弦紧，遂排除心脏问题，诊为胸椎病变，建议去医院做影像学检查。后经CT检查诊断为胸椎病，经一次手法复位，立刻觉得心胸开阔轻松，再针灸15日以巩固。随访至今未复发。

按：先生的脉学除了能和传统中医辨证论治紧密结合作病因病机学诊断外，还能作现代医学的症状和部分病理诊断，故此例病人诊断准确后不药而愈。

第五章 文献选读参考

附篇 1

《黄帝八十一难经》节选

附篇 2

李时珍《濒湖脉学》节选

《黄帝八十一难经》节选

（一难至二十二难）

一难

曰：十二经皆有动脉，独取寸口，以决五脏六腑死生吉凶之法，何谓也？

然：寸口者，脉之大会，手太阴之脉动也。人一呼脉行三寸，一吸脉行三寸，呼吸定息，脉行六寸。人一日一夜，凡一万三千五百息，脉行五十度，周于身。漏水下百刻，荣卫行阳二十五度，行阴亦二十五度，为一周也，故五十度复会于手太阴。寸口者，五脏六腑之所终始，故法取于寸口也。

二难

曰：脉有尺寸，何谓也？

然：尺寸者，脉之大要会也。从关至尺是尺内，阴之所治也；从关至鱼际是寸内，阳之所治也。故分寸为尺，分尺为寸。故阴得尺内一寸，阳得寸内九分，尺寸终始一寸九分，故曰尺寸也。

三难

曰：脉有太过，有不及，有阴阳相乘，有覆有溢，有关有格，何谓也？

然：关之前者，阳之动也，脉当见九分而浮。过者，法曰太过；减者，法曰不及。遂上鱼为溢，为外关内格，此阴乘之脉也。关之后者，阴之动也，脉当见一寸而沉。过者，法曰太过；减者，法曰不及。遂入尺为覆，为内关外格，此阳乘之脉也。故曰覆溢，是其真脏之脉，人不病而死也。

四难

曰：脉有阴阳之法，何谓也？

然：呼出心与肺，吸入肾与肝，呼吸之间，脾受谷气也，其脉在中。浮者阳也，沉者阴也，故曰阴阳也。

心肺俱浮，何以别之？

然：浮而大散者心也。浮而短涩者肺也。

肾肝俱沉，何以别之？

然：牢而长者肝也；按之濡，举指来实者肾也。脾者中州，故其脉在中，是阴阳之法也。

脉有一阴一阳，一阴二阳，一阴三阳；有一阳一阴，一阳二阴，一阳三阴。如此之言，寸口有六脉俱动邪？

然：此言者，非有六脉俱动也，谓浮、沉、长、短、滑、涩也。浮者阳也，滑者阳也，长者阳也；沉者阴也，短者阴也，涩者阴也。所谓一阴一阳者，谓脉来沉而滑也，一阴二阳者，谓脉来沉滑而长也，一阴三阳者，谓脉来浮滑而长，时一沉也；所谓一阳一阴者，谓脉来浮而涩也，一阳二阴者，谓脉来长而沉涩也，一阳三阴者，谓脉来沉涩而短，时一浮也。各以其经所在，名病逆顺也。

五难

曰：脉有轻重，何谓也？

然：初持脉，如三菽之重，与皮毛相得者，肺部也。如六菽之重，与血脉相得者，心部也。如九菽之重，与肌肉相得者，脾部也。如十二菽之重，与筋平者，肝部也。按之至骨，举指来疾者，肾部也。故曰轻重也。

六难

曰：脉有阴盛阳虚，阳盛阴虚，何谓也？

然：浮之损小，沉之实大，故曰阴盛阳虚。沉之损小，浮之实大，故曰阳盛阴虚。是阴阳虚实之意也。

七难

曰：经言少阳之至，乍小乍大，乍短乍长；阳明之至，浮大而短；太阳之至，洪大而长；少阴之至，紧大而长；太阴之至，紧细而长；厥阴之至，沉短而敦。此六者，是平脉邪？将病脉邪？

然：皆王脉也。

其气以何月，各王几日？

然：冬至之后，初得甲子少阳王，复得甲子阳明王，复得甲子太阳王，复得甲子太阴王，复得甲子少阴王，复得甲子厥阴王。王各六十日，六六三百六十日，以成一岁。此三阳三阴之王时日大要也。

八难

曰：寸口脉平而死者，何谓也？

然：诸十二经脉者，皆系于生气之原。所谓生气之原者，谓十二经之根本也，谓肾间动气也。此五脏六腑之本，十二经脉之根，呼吸之门，三焦之原。一名守邪之神。故气者，人之根本也，根绝则茎叶枯矣。寸口脉平而死者，生气独绝于内也。

九难

曰：何以别知脏腑之病耶？

然：数者腑也，迟者脏也。数则为热，迟则为寒。诸阳为热，诸阴为寒。故以别知脏腑之病也。

十难

曰：一脉为十变者，何谓也？

然：五邪，刚柔相逢之意也。假令心脉急甚者，肝邪干心也；心脉微急者，胆邪干小肠也；心脉大甚者，心邪自干心也；心脉微大者，小肠邪自干小肠也；心脉缓甚者，脾邪干心也；心脉微缓者，胃邪干小肠也；心脉涩甚者，肺邪干心也；心脉微涩者，大肠邪干小肠也；心脉沉甚者，肾邪干心也；心脉微沉者，膀胱邪干小肠也。五脏各有刚柔邪，故令一脉辄变为十也。

十一难

曰：经言脉不满五十动而一止，一脏无气者，何脏也？

然：人吸者随阴入，呼者因阳出。今吸不能至肾，至肝而还，故知一脏无气者，肾气先尽也。

十二难

曰：经言五脏脉已绝于内，用针者反实其外；五脏脉已绝于外，用针者反实其内。内外之绝，何以别之？

然：五脏脉已绝于内者，肾肝气已绝于内也，而医反补其心肺。五脏脉已绝于外者，心肺气已绝于外也，而医反补其肾肝。阳绝补阴，阴绝补阳，是谓实实虚虚，损不足益有余。如此死者，医杀之耳。

十三难

曰：经言见其色而不得其脉，反得相胜之脉者即死，得相生之脉者，病即自已。色之与脉，当参相应，为之奈何？

然：五脏有五色，皆见于面，亦当与寸口、尺内相应。假令色青，其脉当弦而急；色赤，其脉浮大而散；色黄，其脉中缓而大；色白，其脉浮涩而短；色黑，其脉沉濡而滑。此所谓五色之与脉，当参相应也。脉数，尺之皮肤亦数；脉急，尺之皮肤亦急；脉缓，尺之皮肤亦缓；脉涩，尺之皮肤亦涩；脉滑，尺之皮肤亦滑。

五脏各有声、色、臭、味，当与寸口、尺内相应，其不相应者病也。假令色青，其脉浮涩而短，若大而缓为相胜；浮大而散，若小而滑为相生也。经言知一为下工，知二为中工，知三为上工。上工者十全九，中工者十全八，下工者十全六。此之谓也。

十四难

曰：脉有损至，何谓也？

然：至之脉，一呼再至曰平，三至曰离经，四至曰夺精，五至曰死，六至曰命绝。此至之脉也。何谓损？一呼一至曰离经，再呼一至曰夺精，三呼一至曰死，四呼一至曰命绝。此损之脉也。至脉从下上，损脉从上下也。

损脉之为病奈何？

然：一损损于皮毛，皮聚而毛落；二损损于血脉，血脉虚少，不能荣于五脏六腑；三损损于肌肉，肌肉消瘦，饮食不能为肌肤；四损损于筋，筋缓不能自收持；五损损于骨，骨痿不能起于床。反此者，至脉之病也。从上下者，骨痿不能起于床者死；从下上者，皮聚而毛落者死。

治损之法奈何？

然：损其肺者，益其气；损其心者，调其荣卫；损其脾者，调其饮食，适其寒温；损其肝者，缓其中；损其肾者，益其精。此治损之法也。

脉有一呼再至，一吸再至；有一呼三至，一吸三至；有一呼四至，一吸四至；有一呼五至，一吸五至；有一呼六至，一吸六至；有一呼一至，一吸一至；有再呼一至，再吸一至；有呼吸再至。脉来如此，何以别知其病也？

然：脉来一呼再至，一吸再至，不大不小曰平。一呼三至，一吸三至，为适得病，前大后小，即头痛、目眩，前小后大，即胸满、短气。一呼四至，一吸四至，病欲甚，脉洪大者，苦烦满，沉细者，腹中痛，滑者伤热，涩者中雾露。一呼五至，一吸五至，其人当困，沉细夜加，浮大昼加，不大不小，虽困可治，其有大小者，为难治。一呼六至，一吸六至，为死脉也，沉细夜死，浮大昼死。一呼一至，一吸一至，名曰损，人虽能行，犹当着床，所以然者，血气皆不足故也。再呼一至，再吸一至，呼吸再至，名曰无魂，无魂者当死也，人虽能行，名曰行尸。

上部有脉，下部无脉，其人当吐，不吐者死。上部无脉，下部有脉，虽困无能为害也。所以然者，人之有尺，譬如树之有根，枝叶虽枯槁，根本将自生。脉有根本，人有元气，故知不死。

十五难

曰：经言春脉弦，夏脉钩，秋脉毛，冬脉石。是王脉耶？将病脉也？

然：弦、钩、毛、石者，四时之脉也。春脉弦者，肝，东方木也，万物始生，未有枝叶，故其脉之来，濡弱而长，故曰弦。

夏脉钩者，心南方火也，万物之所茂，垂枝布叶，皆下曲如钩，故其脉之来疾去迟，故曰钩。

秋脉毛者，肺西方金也，万物之所终，草木华叶，皆秋而落，其枝独在，若毫毛也，故其脉之来，轻虚以浮，故曰毛。

冬脉石者，肾北方水也，万物之所藏也，盛冬之时，水凝如石，故其脉之来，沉濡而滑，故曰石。此四时之脉也。

如有变奈何？

然：春脉弦，反者为病。

何谓反？

然：其气来实强，是谓太过，病在外；气来虚微，是谓不及，病在内。脉来厌厌聂聂，如循榆叶曰平；益实而滑，如循长竿曰病；急而劲益强，如新张弓弦曰死。春脉微弦曰平，弦多胃气少曰病，但弦无胃气曰死，春以胃气为本。

夏脉钩，反者为病。何谓反？

然：其气来实强，是谓太过，病在外；气来虚微，是谓不及，病在内。其脉来累累如环，如循琅玕曰平；来而益数，如鸡举足者曰病；前曲后居，如操带钩曰死。夏脉微钩曰平，钩多胃气少曰病，但钩无胃气曰死，夏以胃气为本。

秋脉毛，反者为病。何谓反？

然：其气来实强，是谓太过，病在外；气来虚微，是谓不及，病在内。其脉来蔼蔼如车盖，按之益大曰平；不上不下，如循鸡羽曰病；按之萧索，如风吹毛曰死。秋脉微毛曰平，毛多胃气少曰病，但毛无胃气曰死，秋以胃气为本。

冬脉石，反者为病。何谓反？

然：其气来实强，是谓太过，病在外；气来虚微，是谓不及，病在内。脉来上大下兑，濡滑如雀之喙曰平；啄啄连属，其中微曲曰病；来如解索，去如弹石曰死。冬脉微石曰平，石多胃气少曰病，但石无胃气曰死，冬以胃气为本。

胃者，水谷之海也，主禀。四时皆以胃气为本，是谓四时之变，病、死生之要会也。

脾者，中州也，其平和不可得见，衰乃见耳。来如雀之啄，如水之下漏，是脾衰见也。

十六难

曰：脉有三部九候，有阴阳，有轻重，有六十首，一脉变为四时，离圣久远，各自是其法，何以别之？

然：是其病，有内外证。

其病为之奈何？

然：假令得肝脉，其外证：善洁，面青，善怒；其内证：齐左有动气，按之牢若痛；其病：四肢满，闭淋、溲便难，转筋。有是者肝也，无是者非也。

假令得心脉，其外证：面赤，口干，喜笑；其内证：齐上有动气，按之牢若痛；其病：烦心，心痛，掌中热而口啘。有是者心也，无是者非也。

假令得脾脉，其外证：面黄，善噫，善思，善味；其内证：当齐有动气，按之牢若痛；其病，腹胀满，食不消，体重节痛，怠堕嗜卧，四支不收。有是者脾也，无是者非也。

假令得肺脉，其外证：面白，善嚏、悲愁不乐，欲哭；其内证：齐右有动气，按之牢若痛；其病：喘咳，洒淅寒热。有是者肺也，无是者非也。

假令得肾脉，其外证：面黑，善恐欠；其内证：齐下有动气，按之牢若痛；其病：逆气，小腹急痛，泄如下重，足胫寒而逆。有是者肾也，无是者非也。

十七难

曰：经言病或有死，或有不治自愈，或连年月不已。其死生存亡，可切脉而知之耶？

然：可尽知也。诊病若闭目不欲见人者，脉当得肝脉强急而长，而反得肺脉浮短而涩者，死也。

病若开目而渴，心下牢者，脉当得紧实而数，反得沉涩而微者，死也。

病若吐血，复鼽衄血者，脉当沉细，而反浮大而牢者，死也。

病若谵言妄语，身当有热，脉当洪大，而手足厥逆，脉沉细而微者，死也。

病若大腹而泄者，脉当微细而涩，反紧大而滑者，死也。

十八难

曰：脉有三部，部有四经。手有太阴、阳明，足有太阳、少阴，为上下部，何谓也？

然：手太阴、阳明金也，足少阴、太阳水也，金生水，水流下行而不能上，故在下部也。足厥阴、少阳木也，生手太阳、少阴火，火炎上行而不能下，故为上部。手心主、少阳火，生足太阴、阳明土，土主中宫，故在中部也。此皆五行子母更相生养者也。

脉有三部九候，各何主之？

然：三部者，寸、关、尺也。九候者，浮、中、沉也。上部法天，主胸以上至头之有疾也；中部法人，主膈以下至齐之有疾也；下部法地，主齐以下至足之有疾也。审而刺之者也。

人病有沉滞久积聚，可切脉而知之耶？

然：诊在右胁有积气，得肺脉结，脉结甚则积甚，结微则气微。

诊不得肺脉，而右胁有积气者，何也？

然：肺脉虽不见，右手脉当沉伏。

其外痼疾同法耶？将异也？

然：结者，脉来去时一止，无常数，名曰结也。伏者，脉行筋下也。浮者，脉在肉上行也。左右表里，法皆如此。假令脉结伏者，内无积聚，脉浮结者，外无痼疾；有积聚脉不结伏，有痼疾脉不浮结。为脉不应病，病不应脉，是为死病也。

十九难

曰：经言脉有逆顺，男女有恒。而反者，何谓也？

然：男子生于寅，寅为木，阳也。女子生于申，申为金，阴也。故男脉在关上，女脉在关下。是以男子尺脉恒弱，女子尺脉恒盛，是其常也。反者，男得女脉，女得男脉也。

其为病何如？

然：男得女脉为不足，病在内；左得之，病则在左，右得之，病则在右，随脉言之也。女得男脉为太过，病在四肢。左得之，病在左，右得之，病在右，随脉言之，此之谓也。

二十难

曰：经言脉有伏匿。伏匿于何脏而言伏匿耶？

然：谓阴阳更相乘、更相伏也。脉居阴部而反阳脉见者，为阳乘阴也，虽阳脉时沉涩而短，此谓阳中伏阴也；脉居阳部而反阴脉见者，为阴乘阳也，虽阴脉时浮滑而长，此谓阴中伏阳也。

重阳者狂，重阴者癫。脱阳者见鬼，脱阴者目盲。

二十一难

曰：经言人形病，脉不病，曰生；脉病，形不病，曰死。何谓也？

然：人形病，脉不病，非有不病者也，谓息数不应脉数也。此大法。

二十二难

曰：经言脉有是动，有所生病。一脉变为二病者，何也？

然：经言是动者，气也；所生病者，血也。邪在气，气为是动；邪在血，血为所生病。气主呴之，血主濡之。气留而不行者，为气先病也；血壅而不濡者，为血后病也。故先为是动，后所生也。

附篇 2

李时珍《濒湖脉学》节选

濒湖脉学

一、浮

浮脉，举之有余，按之不足（《脉经》）。如微风吹鸟背上毛，厌厌聂聂（轻泛貌），如循榆荚（《素问》），如水漂木（崔氏），如捻葱叶（黎氏）。

【体状诗】

浮脉惟从肉上行，如循榆荚似毛轻。
三秋得令知无恙，久病逢之却可惊。

【相类诗】

浮如木在水中浮，浮大中空乃是芤。
拍拍而浮是洪脉，来时虽盛去悠悠。
浮脉轻平似捻葱，虚来迟大豁然空。
浮而柔细方为濡，散似杨花无定踪。

【主病诗】

浮脉为阳表病居，迟风数热紧寒拘。
浮而有力多风热，无力而浮是血虚。
寸浮头痛眩生风，或有风痰聚在胸。
关上土衰兼木旺，尺中溲便不流通。

二、沉

沉脉，重手按至筋骨乃得（《脉经》）。如绵裹砂，内刚外柔（杨氏）。如石投水，必极其底。

【体状诗】

水行润下脉来沉，筋骨之间耎滑匀。
女子寸兮男子尺，四时如此号为平。

【相类诗】

沉帮筋骨自调匀，伏则推筋着骨寻。
沉细如绵真弱脉，弦长实大是牢形。

【主病诗】

沉潜水蓄阴经病，数热迟寒滑有痰。
无力而沉虚与气，沉而有力积并寒。
寸沉痰郁水停胸，关主中寒痛不通。
尺部浊遗并泄痢，肾虚腰及下元痌。

三、迟

迟脉，一息三至，去来极慢（《脉经》）。

【体状诗】

迟来一息至惟三，阳不胜阴气血寒。
但把浮沉分表里，消阴须益火之原。

【相类诗】

脉来三至号为迟，小驶于迟作缓持。

迟细而难知是涩，浮而迟大以虚推。

【主病诗】

迟司脏病或多痰，沉痼癥瘕仔细看。

有力而迟为冷痛，迟而无力定虚寒。

寸迟必是上焦寒，关主中寒痛不堪。

尺是肾虚腰脚重，溲便不禁疝牵丸。

四、数

数脉，一息六至（《脉经》）。脉流薄疾（《素问》）。

【体状诗】

数脉息间常六至，阴微阳盛必狂烦。

浮沉表里分虚实，惟有儿童作吉看。

【相类诗】

数比平人多一至，紧来如数似弹绳。

数而时止名为促，数见关中动脉形。

【主病诗】

数脉为阳热可知，只将君相火来医。

实宜凉泻虚温补，肺病秋深却畏之。

寸数咽喉口舌疮，吐红咳嗽肺生疡。

当关胃火并肝火，尺属滋阴降火汤。

五、滑

滑脉，往来前却，流利展转，替替然如珠之应指（《脉经》）。漉漉如欲脱。

【体状相类诗】

滑脉如珠替替然，往来流利却还前。

莫将滑数为同类，数脉惟看至数间。

【主病诗】

滑脉为阳元气衰，痰生百病食生灾。

上为吐逆下蓄血，女脉调时定有胎。

寸滑膈痰生呕吐，吞酸舌强或咳嗽。

当关宿食肝脾热，渴痢㿗淋看尺部。

六、涩

涩脉，细而迟，往来难，短且散，或一止复来（《脉经》）。参伍不调（《素问》）。如轻刀刮竹（《脉诀》）。如雨沾沙（通真子）。如病蚕食叶。

【体状诗】

细迟短涩往来难，散止依稀应指间。

如雨沾沙容易散，病蚕食叶慢而艰。

【相类诗】

参伍不调名曰涩，轻刀刮竹短而难。

微似秒芒微耎甚，浮沉不别有无间。

【主病诗】

涩缘血少或伤精，反胃亡阳汗雨淋。

寒湿入营为血痹，女人非孕即无经。

寸涩心虚痛对胸，胃虚胁胀察关中。

尺为精血俱伤候，肠结溲淋或下红。

七、虚

虚脉，迟大而耎，按之无力，隐指豁豁

然空（《脉经》）。

【体状相类诗】

举之迟大按之松，脉状无涯类谷空。

莫把芤虚为一例，芤来浮大似慈葱。

【主病诗】

脉虚身热为伤暑，自汗怔忡惊悸多。

发热阴虚须早治，养营益气莫蹉跎。

血不荣心寸口虚，关中腹胀食难舒。

骨蒸痿痹伤精血，却在神门两部居。

八、实

实脉，浮沉皆得，脉大而长，微弦，应指愊愊然（《脉经》）。

【体状诗】

浮沉皆得大而长，应指无虚愊愊强。

热蕴三焦成壮火，通肠发汗始安康。

【相类诗】

实脉浮沉有力强，紧如弹索转无常。

须知牢脉帮筋骨，实大微弦更带长。

【主病诗】

实脉为阳火郁成，发狂谵语吐频频。

或为阳毒或伤食，大便不通或气疼。

寸实应知面热风，咽疼舌强气填胸。

当关脾热中宫满，尺实腰肠痛不通。

九、长

长脉，不小不大，迢迢自若（朱氏）。如循长竿末梢，为平；如引绳，如循长竿，为病（《素问》）。

【体状相类诗】

过于本位脉名长，弦则非然但满张。

弦脉与长争较远，良工尺度自能量。

【主病诗】

长脉迢迢大小匀，反常为病似牵绳。

若非阳毒癫痫病，即是阳明热势深。

十、短

短脉，不及本位（《脉诀》）。应指而回，不能满部（《脉经》）。

【体状相类诗】

两头缩缩名为短，涩短迟迟细且难。

短涩而浮秋喜见，三春为贼有邪干。

【主病诗】

短脉惟于尺寸寻，短而滑数酒伤神。

浮为血涩沉为痞，寸主头疼尺腹疼。

十一、洪

洪脉，指下极大（《脉经》）。来盛去衰（《素问》）。来大去长（通真子）。

【体状诗】

脉来洪盛去还衰，满指滔滔应夏时。

若在春秋冬月分，升阳散火莫狐疑。

【相类诗】

洪脉来时拍拍然，去衰来盛似波澜。

欲知实脉参差处，举按弦长愊愊坚。

【主病诗】

脉洪阳盛血应虚，相火炎炎热病居。

胀满胃翻须早治，阴虚泄痢可踌躇。

寸洪心火上焦炎，肺脉洪时金不堪。

肝火胃虚关内察，肾虚阴火尺中看。

十二、微

微脉，极细而软，按之如欲绝，若有若无（《脉经》）。细而稍长（戴氏）。

【体状相类诗】

微脉轻微潎潎乎，按之欲绝有如无。

微为阳弱细阴弱。细比于微略较粗。

【主病诗】

气血微兮脉亦微，恶寒发热汗淋漓。

男为劳极诸虚候，女作崩中带下医。

寸微气促或心惊，关脉微时胀满形。

尺部见之精血弱，恶寒消瘅痛呻吟。

十三、紧

紧脉，来往有力，左右弹人手（《素问》）。如转索无常（仲景），数如切绳（《脉经》），如纫箄线（丹溪）。

【体状诗】

举如转索切如绳，脉象因之得紧名。

总是寒邪来作寇，内为腹痛外身疼。

【相类诗】

见弦、实。

【主病诗】

紧为诸痛主于寒，喘咳风痫吐冷痰。

浮紧表寒须发越，紧沉温散自然安。

寸紧人迎气口分，当关心腹痛沉沉。

尺中有紧为阴冷，定是奔豚与疝疼。

十四、缓

缓脉，去来小駃于迟（《脉经》），一息四至（戴氏），如丝在经，不卷其轴，应指和缓，往来甚匀（张太素），如初春杨柳舞风之象（杨玄操），如微风轻飐柳梢（滑伯仁）。

【体状诗】

缓脉阿阿四至通，柳梢袅袅飐轻风。

欲从脉里求神气，只在从容和缓中。

【相类诗】

见迟。

【主病诗】

缓脉营衰卫有余，或风或湿或脾虚。

上为项强下痿痹，分别浮沉大小区。

寸缓风邪项背拘，关为风眩胃家虚。

神门濡泄或风秘，或者蹒跚足力迂。

十五、芤

芤脉，浮大而耎，按之中央空，两边实（《脉经》）。中空外实，状如慈葱。

【体状诗】

芤形浮大耎如葱，边实须知内已空。

火犯阳经血上溢，热侵阴络下流红。

【相类诗】

中空旁实乃为芤，浮大而迟虚脉呼。

芤更带弦名曰革，芤为失血革血虚。

【主病诗】

寸芤积血在于胸，关里逢芤肠胃痈。

尺部见之多下血，赤淋红痢漏崩中。

十六、弦

弦脉，端直以长（《素问》），如张弓弦（《脉经》），按之不移，绰绰如按琴瑟弦（巢氏），状若筝弦（《脉诀》），从中直过，挺然指下（《刊误》）。

【体状诗】

弦脉迢迢端直长，肝经木旺土应伤。

怒气满胸常欲叫，翳蒙瞳子泪淋浪。

【相类诗】

弦来端直似丝弦，紧则如绳左右弹。

紧言其力弦言象，牢脉弦长沉伏间。

【主病诗】

弦应东方肝胆经，饮痰寒热疟缠身。

浮沉迟数须分别，大小单双有重轻。

寸弦头痛膈多痰，寒热癥瘕察左关。

关右胃寒心腹痛，尺中阴疝脚拘挛。

十七、革

革脉，弦而芤（仲景），如按鼓皮（丹溪）。

【体状主病诗】

革脉形如按鼓皮，芤弦相合脉寒虚。

女人半产并崩漏，男子营虚或梦遗。

【相类诗】

见芤、牢。

十八、牢

牢脉，似沉似伏，实大而长，微弦（《脉经》）。

【体状相类诗】

弦长实大脉牢坚，牢位常居沉伏间。

革脉芤弦自浮起，革虚牢实要详看。

【主病诗】

寒则牢坚里有余，腹心寒痛木乘脾。

疝癞癥瘕何愁也，失血阴虚却忌之。

十九、濡

濡脉，极耎而浮细，如帛在水中，轻手相得，按之无有（《脉经》），如水上浮沤。

【体状诗】

濡形浮细按须轻，水面浮绵力不禁。

病后产中犹有药，平人若见是无根。

【相类诗】

浮而柔细知为濡，沉细而柔作弱持。

微则浮微如欲绝，细来沉细近于微。

【主病诗】

濡为亡血阴虚病，髓海丹田暗已亏。
汗雨夜来蒸入骨，血山崩倒湿侵脾。
寸濡阳微自汗多，关中其奈气虚何。
尺伤精血虚寒甚，温补真阴可起疴。

二十、弱

弱脉，极软而沉细，按之乃得，举手无有（《脉经》）。

【体状诗】

弱来无力按之柔，柔细而沉不见浮。
阳陷入阴精血弱，白头犹可少年愁。

【相类诗】

见濡脉。

【主病诗】

弱脉阴虚阳气衰，恶寒发热骨筋痿。
多惊多汗精神减，益气调营急早医。
寸弱阳虚病可知，关为胃弱与脾衰。
欲求阳陷阴虚病，须把神门两部推。

二十一、散

散脉，大而散。有表无里（《脉经》），涣漫不收（崔氏），无统纪无拘束，至数不齐，或来多去少，或去多来少。涣散不收，如杨花散漫之象（柳氏）。

【体状诗】

散似杨花散漫飞，去来无定至难齐。
产为生兆胎为堕，久病逢之不必医。

【相类诗】

散脉无拘散漫然，濡来浮细水中绵。
浮而迟大为虚脉，芤脉中空有两边。

【主病诗】

左寸怔忡右寸汗，溢饮左关应耎散。
右关耎散胻胕肿，散居两尺魂应断。

二十二、细

细脉，小于微而常有，细直而软，若丝线之应指（《脉经》）。

【体状诗】

细来累累细如丝，应指沉沉无绝期。
春夏少年俱不利，秋冬老弱却相宜。

【相类诗】

见微、濡。

【主病诗】

细脉萦萦血气衰，诸虚劳损七情乖。
若非湿气侵腰肾，即是伤精汗泄来。

【分部诗】

寸细应知呕吐频，入关腹胀胃虚形。
尺逢定是丹田冷，泄痢遗精号脱阴。

二十三、伏

伏脉，重按着骨，指下裁动（《脉经》）。脉行筋下（《刊误》）。

【体状诗】

伏脉推筋着骨寻，指间裁动隐然深。
伤寒欲汗阳将解，厥逆脐疼证属阴。

【主病诗】

伏为霍乱吐频频，腹痛多缘宿食停。

蓄饮老痰成积聚，散寒温里莫因循。

食郁胸中双寸伏，欲吐不吐常兀兀。

当关腹痛困沉沉，关后疝疼还破腹。

二十四、动

动乃数脉，见于关上下，无头尾，如豆大，厥厥动摇。

【体状诗】

动脉摇摇数在关，无头无尾豆形团。

其原本是阴阳搏，虚者摇兮胜者安。

【主病诗】

动脉专司痛与惊，汗因阳动热因阴。

或为泄痢拘挛病，男子亡精女子崩。

二十五、促

促脉，来去数，时一止复来（《脉经》）。如蹶之趣，徐疾不常（黎氏）。

【体状诗】

促脉数而时一止，此为阳极欲亡阴。

三焦郁火炎炎盛，进必无生退可生。

【相类诗】

见代脉。

【主病诗】

促脉唯将火病医，其因有五细推之。

时时喘咳皆痰积，或发狂斑与毒疽。

二十六、结

结脉，往来缓，时一止复来（《脉经》）。

【主病诗】

结脉缓而时一止，独阴偏盛欲亡阳。

浮为气滞沉为积，汗下分明在主张。

【相类诗】

见代脉。

【主病诗】

结脉皆因气血凝，老痰结滞苦沉吟。

内生积聚外痈肿，疝瘕为殃病属阴。

二十七、代

代脉，动而中止，不能自还，因而复动（仲景）。脉至还入尺，良久方来（吴氏）。

【体状诗】

动而中止不能还，复动因而作代看。

病者得之犹可疗，平人却与寿相关。

【相类诗】

数而时止名为促，缓止须将结脉呼。

止不能回方是代，结生代死自殊涂。

【主病诗】

代脉元因脏气衰，腹疼泄痢下元亏。

或为吐泻中宫病，女子怀胎三月兮。

脉乃血派，气血之先，血之隧道，气息应焉。
其象法地，血之府也；心之合也，皮之部也。
资始于肾，资生于胃，阳中之阴，本乎营卫，
营者阴血，卫者阳气。营行脉中，卫行脉外，
脉不自行，随气而至。气动脉应，阴阳之义。
气如橐籥，血如波澜。血脉气息，上下循环。
十二经中，皆有动脉，惟手太阴，寸口取决，
此经属肺，上系吭嗌，脉之大会，息之出入。
一呼一吸，四至为息。日夜一万，三千五百。
一呼一吸，脉行六寸。日夜八百，十丈为准。

初持脉时，令仰其掌，掌后高骨，是谓关上。
关前为阳，关后为阴，阳寸阴尺，先后推寻。
心肝居左，肺脾居右；肾与命门，居两尺部。
魂魄谷神，皆见寸口，左主司官，右主司府。
左大顺男，右大顺女，本命扶命，男左女右。
关前一分，人命之主，左为人迎，右为气口。
神门决断，两在关后，人无二脉，病死不愈。
男女脉同，惟尺则异，阳弱阴盛，反此病至。
脉有七诊，曰浮中沉，上下左右，消息求寻。
又有九候，举按轻重，三部浮沉，各候五动。
寸候胸上，关候膈下；尺候于脐，下至跟踝。
左脉候左，右脉候右，病随所在，不病者否。

浮为心肺，沉为肾肝；脾胃中州，浮沉之间。
心脉之浮，浮大而散；肺脉之浮，浮涩而短；

肝脉之沉，沉而弦长；肾脉之沉，沉实而濡。
脾胃属土，脉宜和缓。命为相火，左寸同断。
春弦夏洪，秋毛冬石；四季和缓，是谓平脉。
太过实强，病生于外，不及虚微，病生于内。
春得秋脉，死在金日，五脏准此，推之不失。
四时百病，胃气为本，脉贵有神，不可不审。

调停自气，呼吸定息，四至五至，平和之则。
三至为迟，迟则为冷，六至为数，数即热证。
转迟转冷，转数转热，迟数既明，浮沉当别。
浮沉迟数，辨内外因，外因于天，内因于人。
天有阴阳，风雨晦冥，人喜怒忧，思悲恐惊。
外因之浮，则为表证，沉里迟阴，数则阳盛。
内因之浮，虚风所为，沉气迟冷，数热何疑。
浮数表热，沉数里热，浮迟表虚，沉迟冷结。
表里阴阳，风气冷热，辨内外因，脉证参别。
脉理浩繁，总括于四，既得提纲，引申触类。

浮脉法天，轻手可得。泛泛在上，如水漂木。
有力洪大，来盛去悠。无力虚大，迟而且柔。
虚甚则散，涣漫不收。有边无中，其名曰芤。
浮小为濡，绵浮水面。濡甚则微，不任寻按。
沉脉法地，近于筋骨。深深在下，沉极为伏。
有力为牢，实大弦长。牢甚则实，愊愊而强。
无力为弱，柔小如绵。弱甚则细，如蛛丝然。
迟脉属阴，一息三至。小玦于迟，缓不及四，
二损一败，病不可治。两息夺精，脉已无气。
浮大虚散，或见芤革。浮小濡微，沉小细弱，

迟细为涩，往来极难，易散一止，止而复还。
结则来缓，止而复来，代则来缓，止不能回。
数脉属阳，六至一息，七疾八极，九至为脱。
浮大者洪，沉大牢实，往来流利，是谓之滑。
有力为紧，弹如转索。数见寸口，有止为促。
数见关中，动脉可候，厥厥动摇，状如小豆。
长则气治，过于本位。长而端直，弦脉应指。
短则气病，不能满部，不见于关，惟尺寸候。

一脉一形，各有主病，数脉相兼，则见诸证。
浮脉主表，里必不足，有力风热，无力血弱。
浮迟风虚，浮数风热，浮紧风寒，浮缓风湿，
浮虚伤暑，浮芤失血，浮洪虚火，浮微劳极，
浮濡阴虚，浮散虚剧，浮弦痰饮，浮滑痰热。
沉脉主里，主寒主积。有力痰食，无力气郁。
沉迟虚寒，沉数热伏，沉紧冷痛，沉缓水蓄，
沉牢痼冷，沉实热极，沉弱阴虚，沉细痹湿，
沉弦饮痛，沉滑宿食，沉伏吐利，阴毒聚积。
迟脉主脏，阳气伏潜，有力为痛，无力虚寒。
数脉主腑，主吐主狂，有力为热，无力为疮。
滑脉主痰，或伤于食，下为蓄血，上为吐逆，
涩脉少血，或中寒湿，反胃结肠，自汗厥逆，
弦脉主饮，病属胆肝，弦数多热，弦迟多寒，
浮弦支饮，沉弦悬痛，阳弦头痛，阴弦腹痛，
紧脉主寒，又主诸痛，浮紧表寒，沉紧里痛，
长脉气平，短脉气病，细则气少，大则病进，
浮长风痫，沉短宿食，血虚脉虚，气实脉实，
洪脉为热，其阴则虚，细脉为湿，其血则虚，

缓大者风，缓细者湿，缓涩血少，缓滑内热，
濡小阴虚，弱小阳竭，阳竭恶寒，阴虚发热，
阳微恶寒，阴微发热，男微虚损，女微泻血，
阳动汗出，阴动发热，为痛与惊，崩中失血，
虚寒相搏，其名为革，男子失精，女子失血，
阳盛则促，肺痈阳毒，阳盛则结，疝瘕积郁，
代则气衰，或泄脓血，伤寒心悸，女胎三月。

脉之主病，有宜不宜，阴阳顺逆，凶吉可推。
中风浮缓，急实则忌，浮滑中痰，沉迟中气。
尸厥沉滑，卒不知人，入脏身冷，入腑身温。
风伤于卫，浮缓有汗；寒伤于营，浮紧无汗；
暑伤于气，脉虚身热；湿伤于血，脉缓细涩。
伤寒热病，脉喜浮洪，沉微涩小，证反必凶。
汗后脉静，身凉则安，汗后脉躁，热甚必难。
阳病见阴，病必危殆，阴病见阳，虽困无害。
上不至关，阴气已绝。下不至关，阳气已竭。
代脉止歇，脏绝倾危，散脉无根，形损难医。
饮食内伤，气口急滑，劳倦内伤，脾脉大弱。
欲知是气，下手脉沉，沉极则伏，涩弱久深。
火郁多沉，滑痰紧食，气涩血芤，数火细湿。
滑主多痰，弦主留饮，热则滑数，寒则弦紧。
浮滑兼风，沉滑兼气，食伤短疾，湿留濡细。
疟脉自弦，弦数者热，弦迟者寒，代散者折。
泄泻下痢，沉小滑弱；实大浮洪，发热则恶。
呕吐反胃，浮滑者昌，弦数紧涩，结肠者亡。
霍乱之候，脉代勿讶；厥逆迟微，是则可怕。
咳嗽多浮，聚肺关胃。沉紧小危，浮濡易治。

喘急息肩，浮滑者顺；沉涩肢寒，散脉逆证。

病热有火，洪数可医，沉微无火，无根者危。

骨蒸发热，脉数而虚，热而涩小，必殒其躯。

劳极诸虚，浮耎微弱，土败双弦，火炎急数。

诸病失血，脉必见芤，缓小可喜，数大可忧。

瘀血内蓄，却宜牢大，沉小涩微，反成其害。

遗精白浊，微涩而弱，火盛阴虚，芤濡洪数。

三消之脉，浮大者生，细小微涩，形脱可惊。

小便淋闷，鼻头色黄，涩小无血，数大何妨。

大便燥结，须分气血，阳数而实，阴迟而涩。

癫乃重阴，狂乃重阳。浮洪吉兆，沉急凶殃。

痫脉宜虚，实急者恶，浮阳沉阴，滑痰数热。

喉痹之脉，数热迟寒。缠喉走马，微伏则难。

诸风眩运，有火有痰，左涩死血，右大虚看。

头痛多弦，浮风紧寒，热洪湿细，缓滑厥痰。

气虚弦耎，血虚微涩，肾厥弦坚，真痛短涩。

心腹之痛，其类有九，细迟从吉，浮大延久。

疝气弦急，积聚在里，牢急者生，弱急者死。

腰痛之脉，多沉而弦，兼浮者风，兼紧者寒，

弦滑痰饮，濡细肾著，大乃肾虚，沉实闪肭。

脚气有四，迟寒数热，浮滑者风，濡细者湿。

痿病肺虚，脉多微缓，或涩或紧，或细或濡。

风寒湿气，合而为痹，浮涩而紧，三脉乃备。

五疸实热，脉必洪数，涩微属虚，切忌发渴。

脉得诸沉，责其有水，浮气与风，沉石或里。

沉数为阳，沉迟为阴，浮大出厄，虚小可惊。

胀满脉弦，土制于木，湿热数洪，阴寒迟弱。

浮为虚满，紧则中实；浮大可治，虚小危极。

五脏为积，六腑为聚，实强者生，沉细者死。
中恶腹胀，紧细者生，脉若浮大，邪气已深。
痈疽浮散，恶寒发热，若有痛处，痈疽所发。
脉数发热，而痛者阳，不数不热，不疼阴疮。
未溃痈疽，不怕洪大，已溃痈疽，洪大可怕。
肺痈已成，寸数而实。肺痿之形，数而无力。
肺痈色白，脉宜短涩，不宜浮大，唾糊呕血。
肠痈实热，滑数可知，数而不热，关脉芤虚；
微涩而紧，未脓当下，紧数脓成，切不可下。

妇人之脉，以血为本，血旺易胎，气旺难孕。
少阴动甚，谓之有子，尺脉滑利，妊娠可喜。
滑疾不散，胎必三月，但疾不散，五月可别。
左疾为男，右疾为女。女腹如箕，男腹如釜。
欲产之脉，其至离经，水下乃产，未下勿惊。
新产之脉，缓滑为吉，实大弦牢，有证则逆。
小儿之脉，七至为平，更察色证，与虎口纹。

奇经八脉，其诊又别。直上直下，浮则为督；
牢则为冲；紧则任脉，寸左右弹，阳跻可决。
尺左右弹，阴跻可别；关左右弹，带脉当诀。
尺外斜上，至寸阴维；尺内斜上，至寸阳维。
督脉为病，脊强癫痫；任脉为病，七疝瘕坚；
冲脉为病，逆气里急；带主带下，脐痛精失；
阳维寒热，目弦僵仆；阴维心痛，胸胁刺筑。
阳跻为病，阳缓阴急；阴跻为病，阴缓阳急。
癫痫瘛疭，寒热恍惚，八脉脉证，各有所属。
平人无脉，移于外络，兄位弟乘，阳溪列缺。

病脉既明，吉凶当别。经脉之外，又有真脉。

肝绝之脉，循刀责责。心绝之脉，转豆躁疾。

脾则雀啄，如屋之漏，如水之流，如杯之覆。

肺绝如毛，无根萧索，麻子动摇，浮波之合。

肾脉将绝，至如省客，来如弹石，去如解索。

命脉将绝，虾游鱼翔，至如涌泉，绝在膀胱。

真脉既形，胃已无气，参察色证，断之以臆。

小作在三审阶段，经过与编辑老师陈东枢先生沟通，做了一些修改，如：

1．本书名《中医脉诊点位新探图文详解》，严格讲应该只是阐述寸口桡动脉寸关尺三部及尺后1～5部的脏腑组织器官的反映点。而我写书的怪癖，只是参考古代医家的著作，不看任何一本现代中医的书籍，然后就在家里“闭门造车”，结果把气血阴阳等功能概念也加入到相关脏腑的反映点里面去了。经过编辑老师提醒才有“只缘身在此山中”的恍然大悟！所以，就有了撰写说明中的解释。

2．本书中“血脂”“血尿酸”的反映点，也是在陈先生提醒下发现了错误。因为人体血脂和尿酸在正常值内是没有异常脉象出现的，一旦超过生理正常范围，才有可能在相应的反映点上出现异常脉象。

3．反应点和反映点。我的小作里面有许许多多的地方写的是反应点，编辑老师改为反映点是最为贴切的。

仅仅就这几点特地提出来，是想让读者知道一个道理：一本好的著作，其实编辑才是最好作者！试想想：一个中医书籍的编辑如果没有认真的工作态度，怎么可能在关键之处发现错误呢！

如果小作中的错误得不到纠正，将会对阅读者产生什么影响呢！

所以，借后记一隅，我向陈老师的编辑团队致以真诚的深深的谢意！

王敬义

2020 年 9 月 7 日

又记，小作文字刚刚完成时，龙贻弘、罗元元两位弟子告诉愚，他们想写一些东西以表心意，所以同意他们把想写的东西放在这里了。

（一）罗元元感想

某日，余门诊，一李姓女，42 岁，伴好友就诊，因猎奇请求诊脉，自诉平素无所苦。诊得右关 NO.1、NO.2 位为紧脉，左关 NO.1 位涩细。紧脉主受寒冷，寒主收引凝滞，则为胃部冷痛；胃气上逆，则脉从 NO.2 位上出 NO.1 位，所以合并胃酸反流之烧灼感。左关 NO.1 位涩细，主胆中有结石。据实以告。患者不信，以为诳语，满腹狐疑而去。五日后其好友复诊，谓李某诊脉次日，胃部即发绞痛，冷汗不已，且食管近胃处烧灼疼痛，苦不堪言。正与前日余所言分毫不谬，大惊，又忆及尚有胆结石之论，恐惧不已，然不敢赴医院检查，亦不敢前来就诊，讳疾忌医如此，其可叹也欤！

此案脉诊应验如斯，皆赖蜀中王敬义先生之力。

余研习脉诊有年，虽有心得，仍诸多困惑，踯躅脉学门外而不得入。八年前私淑先生，将先生著作《脉论——二十年后方为医》置于案头，时时参习，因之登堂。后有幸拜于先生门下，得先生亲炙，自此入室。实践愈久，愈感先生之说独树一帜，用于临证，屡有奇中。亦闻先生所授若干弟子之繁多精妙治验，颇多启发。先生之说，一则拯救苍生，二则于今国医疲弱之势，增益医者自信。病家医家因此皆大欢喜，此先生之大建树也！

学问之难，难在起手，譬犹初破坚冰。然尤难者，在精进不辍。盖因学问至深至广，而恒勤勉者鲜，或力不足，或中道自废，故非常人之精力、毅力、学力可为。先生怀远志，积跬步，以过人之毅力、才力、学力，于脉学修远之途上下求索，夙兴夜寐。

谚谓：天道酬勤。此先生之谓也。《脉论——二十年后方为医》付梓已逾十载，先生为学日进，硕果累累。然虑后学徘徊脉学之外而不得其门之苦，及国医颓然不振之势，先生又于近期开始著述《中医脉诊点位新探图文详解》，和盘托出以利后学。近日，欣闻著作已成，习者若细心揣摩之，躬行之，升堂入室必指日可待。如此则效如桴鼓、覆杯而愈非虚言！

余不敏，忝列门墙，今不揣浅陋，为书留字，以致敬慕先生之心，并欢欣鼓舞之情。

弟子：罗元元

已亥年于筑城鹿鼎山房

（二）龙贻弘感想

创三部十五候脉经　揭寸关尺全息奥秘

在华夏传统文明中，中医一直是原创文化的代表，而脉诊便成了中医的标志性符号。在“有诸内必形诸外”等哲学思想指导下，数千年来，诸古圣先贤艰苦卓绝的探索，书写下浩如烟海的著作，薪火相传，指引着后人不断前行。

当代中医脉学亦名家辈出，各领风骚。2009 年，王敬义先生的《脉论——二十年后方为医》出版，此书以其独特的学术体系和科学的严密性、可操作复验性，基本（初步）揭示了寸口脉的秘密，在国内外享有盛誉和权威性，被视为中医脉学的惊天之作。

新书面世，读者众多。当我第一次阅读《脉论》时，就被其深深吸引，前所未闻的全新“三部十五候”理论架构，就像那颗皇冠上的明珠一样熠熠生辉！让我眼前一亮，豁然开朗。这不就是我苦苦追寻了二十余载求而未解的脉学秘诀吗？于是常手不释卷，不久便读至破卷，唯觉遗憾的是此书没有插图，稍不便于理解和记忆。

《脉论》出版，至今不觉已十年，我也从读者变成先生的学生，及至弟子。先生也从医近四十年，研究脉学足三十年矣！新书《中医脉诊点位新探图文详解》也即将出版。

“半亩方塘一鉴开，天光云影共徘徊。
问渠那得清如许？为有源头活水来。”

近水楼台，先睹为快，读着读着，朱熹先生的《观书有感》突然闪现，好奇着究竟是什么原因让先生的脉学研究成果斐然呢?

其实先生出生于中医世家，至今已是第四代，祖父精通医易，父亲王廷富老先生为成都中医药大学教授。先生从小耳濡目染，在父亲的教导下，十余岁时便熟读了中医四小经典，1977 年考入成都中医学院医疗系，在教学见习期间便能靠问诊等诊治某些疑难杂症了。去医院工作后，带教老师为华西医科大学毕业的主任医师，先生跟着老师在住院部从事了八年西医工作，打下了西医理论和临床实践的坚实基础。

九十年代初，先生某日出门诊时，欲问病人病情，病人却伸手不答，意为古医诊病，切脉而知之，先生遂感羞愧，自此发愤研读脉学经典，虽韦编三绝，仍未感觉入门。遂暂弃古书，不为《内经》《难经》《脉经》等著述禁锢，大胆设想，细心求证，独自探索。既有渐悟之惑，又有顿悟之喜，不到两年，便渐渐心中了了，指下能明，自此一路精进，历经数十载寒暑。

余虽常侍先生左右，今观《中医脉诊点位新探图文详解》一书，很多内容于我也是初次见闻，知是先生呕心沥血探索之成果。如今先生在新书中和盘托出，全无保留，更彰显大医精诚矣！更为惊喜的是，此书文图对照，言简意赅，一目了然。仿佛如先生在身边现场演示，在耳边娓娓道来！

该书阐述了《黄帝内经》以来，脉学大家的成果和不足，按照中医五脏六腑经络理论和现代医学、科学的最新成就，将三部九候发展为三部十五候，发现了人体组织器官在桡动脉寸口部位的自然分布规律。这些自然定位全息点，一一对应人体脏腑经络器官组织，其生理病理信息以脉象密码符号的形态，有序地排列在寸关尺五层中，是中医认识生命密码的指路标，是揭示生命信息的形态学符号，所以也是打开生命之谜的大门钥匙，实乃皇冠上的明珠也！

《中医脉诊点位新探图文详解》会通了中西医学，其脉诊特点：既能给出西医学诊断，又能够很好地阐释中医学的病因病机，真正融会贯通。运用于临床诊疗中，究脉形、辨脉气，知微辨细，明白万物变化根由最终知晓华夏大道。若非有圣心以乘聪明，孰能存天地之神而成形之情哉！

先生不为古脉局限，勇于创新。先生创立的脉学源于古典中医理论，又能结合现代解剖、生理、病理，与现代生物全息论也丝丝入扣，是《黄帝内经》以来的最新研究成果，是一个完整独立的理论和实践体系，是三千年脉学新的里程碑！

寸口脉是动态的全息，是中医脉诊的千年奥秘焦点。寸口脉全息图，能完美阐释脉诊原理，同步动态立体显现人体的生理病理状态，为中医脉象生理病理的理论基石。

观先生之成就，愚常觉高山仰止，自谓如能得百之一二，足矣！先生恬淡一笑曰：只是自己稍幸运而已。我深知这些成果都是先生“为伊消得人憔悴，衣带渐宽终不悔”之必然。

每次跟师，先生总是不吝赐教，把他不断进取、日夜思索的最新研究心得讲给我听，先生探索求真之精神，不愧为我辈之榜样。现佳作面世，实为广大中医学者、中医爱好者的福祉，唯愿大家能爱之惜之、研习把握之，继续将祖国的传统医学推陈出新、发扬光大！

弟子　龙贻弘

2019 年 7 月 20 日

于重庆龙贻弘中医综合诊所

55检